U0335443

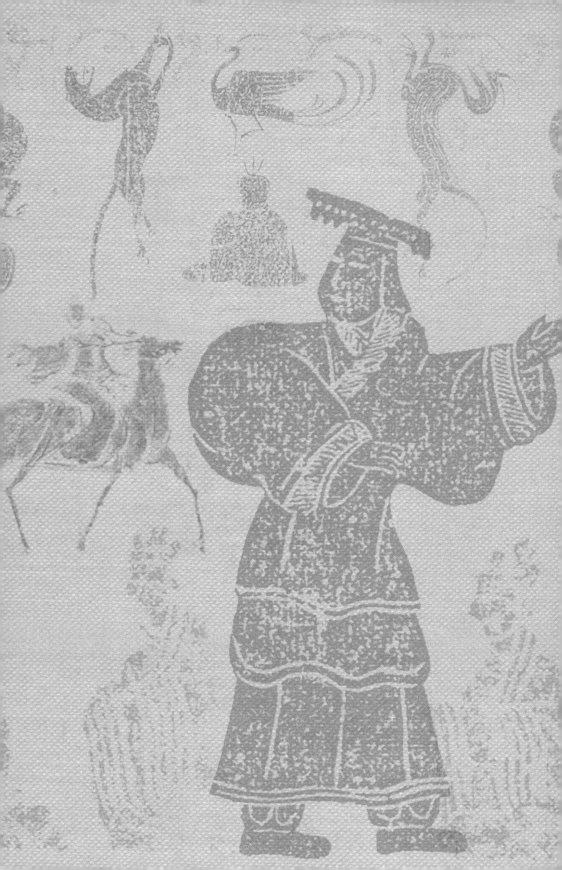

中国古医籍整理丛书

医法征验录

清·李文庭　著

清·王名声　补注

严道南　姚玉婷　吴昌国　校注

中国中医药出版社

·北 京·

图书在版编目（CIP）数据

医法征验录/（清）李文庭著；（清）王名声补注；严道南，

姚玉婷，吴昌国校注 . —北京：中国中医药出版社，2015. 12（2025. 3 重印）

（中国古医籍整理丛书）

ISBN 978－7－5132－2963－0

Ⅰ. ①医…　Ⅱ. ①李…　②王…　③严…　④姚…　⑤吴…

Ⅲ. ①中医诊断学—中国—清代　Ⅳ. ①R241

中国版本图书馆 CIP 数据核字（2015）第 284996 号

中 国 中 医 药 出 版 社 出 版

北京经济技术开发区科创十三街 31 号院二区 8 号楼

邮政编码　100176

传真　010 64405721

北京盛通印刷股份有限公司印刷

各地新华书店经销

＊

开本 710×1000　1/16　印张 10　字数 47 千字

2015 年 12 月第 1 版　2025 年 3 月第 3 次印刷

书　号　ISBN 978－7－5132－2963－0

＊

定价　30. 00 元

网址　www. cptcm. com

服务热线　010 64405510

购书热线　010 64065415　010 64065413

微信服务号　zgzyycbs

书店网址　csln. net/qksd/

官方微博　http://e. weibo. com/cptcm

淘宝天猫网址　http://zgzyycbs. tmall. com

国家中医药管理局
中医药古籍保护与利用能力建设项目
组织工作委员会

主 任 委 员 王国强

副 主 任 委 员 王志勇　李大宁

执 行 主 任 委 员 曹洪欣　苏钢强　王国辰　欧阳兵

执行副主任委员 李　昱　武　东　李秀明　张成博

委　　　员

各省市项目组分管领导和主要专家

　　（山东省）武继彪　欧阳兵　张成博　贾青顺

　　（江苏省）吴勉华　周仲瑛　段金廒　胡　烈

　　（上海市）张怀琼　季　光　严世芸　段逸山

　　（福建省）阮诗玮　陈立典　李灿东　纪立金

　　（浙江省）徐伟伟　范永升　柴可群　盛增秀

　　（陕西省）黄立勋　呼　燕　魏少阳　苏荣彪

　　（河南省）夏祖昌　刘文第　韩新峰　许敬生

　　（辽宁省）杨关林　康廷国　石　岩　李德新

　　（四川省）杨殿兴　梁繁荣　余曙光　张　毅

各项目组负责人

　　王振国（山东省）　　王旭东（江苏省）　　张如青（上海市）

　　李灿东（福建省）　　陈勇毅（浙江省）　　焦振廉（陕西省）

　　蔡永敏（河南省）　　鞠宝兆（辽宁省）　　和中浚（四川省）

前 言

中医药古籍是传承中华优秀文化的重要载体，也是中医学传承数千年的知识宝库，凝聚着中华民族特有的精神价值、思维方法、生命理论和医疗经验，不仅对于传承中医学术具有重要的历史价值，更是现代中医药科技创新和学术进步的源头和根基。保护和利用好中医药古籍，是弘扬中国优秀传统文化、传承中医学术的必由之路，事关中医药事业发展全局。

1949 年以来，在政府的大力支持和推动下，开展了系统的中医药古籍整理研究。1958 年，国务院科学规划委员会古籍整理出版规划小组在北京成立，负责指导全国的古籍整理出版工作。1982 年，国务院古籍整理出版规划小组召开全国古籍整理出版规划会议，制定了《古籍整理出版规划（1982—1990）》，卫生部先后下达了两批 200 余种中医古籍整理任务，掀起了中医古籍整理研究的新高潮，对中医文化与学术的弘扬、传承和发展，发挥了极其重要的作用，产生了不可估量的深远影响。

2007 年《国务院办公厅关于进一步加强古籍保护工作的意见》明确提出进一步加强古籍整理、出版和研究利用，以及

"保护为主、抢救第一、合理利用、加强管理"的方针。2009年《国务院关于扶持和促进中医药事业发展的若干意见》指出，要"开展中医药古籍普查登记，建立综合信息数据库和珍贵古籍名录，加强整理、出版、研究和利用"。《中医药创新发展规划纲要（2006—2020)》强调继承与创新并重，推动中医药传承与创新发展。

2003～2010年，国家财政多次立项支持中国中医科学院开展针对性中医药古籍抢救保护工作，在中国中医科学院图书馆设立全国唯一的行业古籍保护中心，影印抢救濒危珍本、孤本中医古籍1640余种；整理发布《中国中医古籍总目》；遴选351种孤本收入《中医古籍孤本大全》影印出版；开展了海外中医古籍目录调研和孤本回归工作，收集了11个国家和2个地区137个图书馆的240余种书目，基本摸清流失海外的中医古籍现状，确定国内失传的中医药古籍共有220种，复制出版海外所藏中医药古籍133种。2010年，国家财政部、国家中医药管理局设立"中医药古籍保护与利用能力建设项目"，资助整理400余种中医药古籍，并着眼于加强中医药古籍保护和研究机构建设，培养中医古籍整理研究的后备人才，全面提高中医药古籍保护与利用能力。

在此，国家中医药管理局成立了中医药古籍保护和利用专家组和项目办公室，专家组负责项目指导、咨询、质量把关，项目办公室负责实施过程的统筹协调。专家组成员对古籍整理研究具有丰富的经验，有的专家从事古籍整理研究长达70余年，深知中医药古籍整理研究的重要性、艰巨性与复杂性，履行职责认真务实。专家组从书目确定、版本选择、点校、注释等各方面，为项目实施提供了强有力的专业指导。老一辈专家的学术水平和智慧，是项目成功的重要保证。项目承担单位山东中医药大学、南京中医药大学、上海中医药大学、福建中医药大学、浙江省中医药研究院、陕西省中医药研究院、河南省中医药研究院、辽宁中医药大学、成都中医药大学及所在省市中医药管理部门精心组织，充分发挥区域间互补协作的优势，并得到承担项目出版工作的中国中医药出版社大力配合，全面推进中医药古籍保护与利用网络体系的构建和人才队伍建设，使一批有志于中医学术传承与古籍整理工作的人才凝聚在一起，研究队伍日益壮大，研究水平不断提高。

本着"抢救、保护、发掘、利用"的理念，该项目重点选择近60年未曾出版的重要古医籍，综合考虑所选古籍的保护价值、学术价值和实用价值。400余种中医药古籍涵盖了医经、基础理论、诊法、伤寒金匮、温病、本草、方书、内科、外科、女科、儿科、伤科、眼科、咽喉口齿、针灸推拿、养生、医案医话医论、医史、临证综合等门类，跨越唐、宋、金元、明以迄清末。全部古籍均按照项目办公室组织完成的行业标准《中医古籍整理规范》及《中医药古籍整理细则》进行整理校注，绝大多数中医药古籍是第一次校注出版，一批孤本、稿本、抄本更是首次整理面世。对一些重要学术问题的研究成果，则集中收录于各书的"校注说明"或"校注后记"中。

"既出书又出人"是本项目追求的目标。近年来，中医药古籍整理工作形势严峻，老一辈逐渐退出，新一代普遍存在整理研究古籍的经验不足、专业思想不坚定等问题，使中医古籍整理面临人才流失严重、青黄不接的局面。通过本项目实施，搭建平台，完善机制，培养队伍，提升能力，经过近5年的建设，锻炼了一批优秀人才，老中青三代齐聚一堂，有效地稳定了研究队伍，为中医药古籍整理工作的开展和中医文化与学术的传承提供必备的知识和人才储备。

本项目的实施与《中国古医籍整理丛书》的出版，对于加强中医药古籍文献研究队伍建设、建立古籍研究平台，提高古籍整理水平均具有积极的推动作用，对弘扬我国优秀传统文化，推进中医药继承创新，进一步发挥中医药服务民众的养生保健与防病治病作用将产生深远影响。

第九届、第十届全国人大常委会副委员长许嘉璐先生，国家卫生计生委副主任、国家中医药管理局局长、中华中医药学会会长王国强先生，我国著名医史文献专家、中国中医科学院马继兴先生在百忙之中为丛书作序，我们深表敬意和感谢。

由于参与校注整理工作的人员较多，水平不一，诸多方面尚未臻完善，希望专家、读者不吝赐教。

国家中医药管理局中医药古籍保护与利用能力建设项目办公室
二〇一四年十二月

许 序

　　"中医"之名立，迄今不逾百年，所以冠以"中"字者，以别于"洋"与"西"也。慎思之，明辨之，斯名之出，无奈耳，或亦时人不甘泯没而特标其犹在之举也。

　　前此，祖传医术（今世方称为"学"）绵延数千载，救民无数；华夏屡遭时疫，皆仰之以度困厄。中华民族之未如印第安遭染殖民者所携疾病而族灭者，中医之功也。

　　医兴则国兴，国强则医强。百年运衰，岂但国土肢解，五千年文明亦不得全，非遭泯灭，即蒙冤扭曲。西方医学以其捷便速效，始则为传教之利器，继则以"科学"之冕畅行于中华。中医虽为内外所夹击，斥之为蒙昧，为伪医，然四亿同胞衣食不保，得获西医之益者甚寡，中医犹为人民之所赖。虽然，中国医学日益陵替，乃不可免，势使之然也。呜呼！覆巢之下安有完卵？

　　嗣后，国家新生，中医旋即得以重振，与西医并举，探寻结合之路。今也，中华诸多文化，自民俗、礼仪、工艺、戏曲、历史、文学，以至伦理、信仰，皆渐复起，中国医学之兴乃属必然。

迄今中医犹为国家医疗系统之辅，城市尤甚。何哉？盖一则西医赖声、光、电技术而于20世纪发展极速，中医则难见其进。二则国人惊羡西医之"立竿见影"，遂以为其事事胜于中医。然西医已自觉将入绝境：其若干医法正负效应相若，甚或负远逾于正；研究医理者，渐知人乃一整体，心、身非如中世纪所认定为二对立物，且人体亦非宇宙之中心，仅为其一小单位，与宇宙万象万物息息相关。认识至此，其已向中国医学之理念"靠拢"矣，虽彼未必知中国医学何如也。唯其不知中国医理何如，纯由其实践而有所悟，益以证中国之认识人体不为伪，亦不为玄虚。然国人知此趋向者，几人？

国医欲再现宋明清高峰，成国中主流医学，则一须继承，一须创新。继承则必深研原典，激清汰浊，复吸纳西医及我藏、蒙、维、回、苗、彝诸民族医术之精华；创新之道，在于今之科技，既用其器，亦参照其道，反思己之医理，审问之，笃行之，深化之，普及之，于普及中认知人体及环境古今之异，以建成当代国医理论。欲达于斯境，或需百年欤？予恐西医既已醒悟，若加力吸收中医精粹，促中医西医深度结合，形成21世纪之新医学，届时"制高点"将在何方？国人于此转折之机，能不忧虑而奋力乎？

予所谓深研之原典，非指一二习见之书、千古权威之作；就医界整体言之，所传所承自应为医籍之全部。盖后世名医所著，乃其秉诸前人所述，总结终生行医用药经验所得，自当已成今世、后世之要籍。

盛世修典，信然。盖典籍得修，方可言传言承。虽前此50余载已启医籍整理、出版之役，惜旋即中辍。阅20载再兴整理、出版之潮，世所罕见之要籍千余部陆续问世，洋洋大观。

今复有"中医药古籍保护与利用能力建设"之工程，集九省市专家，历经五载，董理出版自唐迄清医籍，都 400 余种，凡中医之基础医理、伤寒、温病及各科诊治、医案医话、推拿本草，俱涵盖之。

噫！璐既知此，能不胜其悦乎？汇集刻印医籍，自古有之，然孰与今世之盛且精也！自今而后，中国医家及患者，得览斯典，当于前人益敬而畏之矣。中华民族之屡经灾难而益蕃，乃至未来之永续，端赖之也，自今以往岂可不后出转精乎？典籍既蜂出矣，余则有望于来者。

谨序。

第九届、十届全国人大常委会副委员长

许嘉璐

二〇一四年冬

王 序

中医学是中华民族在长期生产生活实践中，在与疾病作斗争中逐步形成并不断丰富发展的医学科学，是中国古代科学的瑰宝，为中华民族的繁衍昌盛作出了巨大贡献，对世界文明进步产生了积极影响。时至今日，中医学作为我国医学的特色和重要医药卫生资源，与西医学相互补充、相互促进、协调发展，共同担负着维护和促进人民健康的任务，已成为我国医药卫生事业的重要特征和显著优势。

中医药古籍在存世的中华古籍中占有相当重要的比重，不仅是中医学术传承数千年最为重要的知识载体，也是中医为中华民族繁衍昌盛发挥重要作用的历史见证。中医药典籍不仅承载着中医的学术经验，而且蕴含着中华民族优秀的思想文化，凝聚着中华民族的聪明智慧，是祖先留给我们的宝贵物质财富和精神财富。加强对中医药古籍的保护与利用，既是中医学发展的需要，也是传承中华文化的迫切要求，更是历史赋予我们的责任。

2010 年，国家中医药管理局启动了中医药古籍保护与利用能力建设项目。这既是传承中医药的重要工程，也是弘扬优秀民族文化的重要举措，不仅能够全面推进中医药的有效继承和创新发展，为维护人民健康做出贡献，也能够彰显中华民族的璀璨文化，为实现中华民族伟大复兴的中国梦作出贡献。

相信这项工作一定能造福当今，嘉惠后世，福泽绵长。

国家卫生与计划生育委员会副主任

国家中医药管理局局长

中华中医药学会会长

王国强

二〇一四年十二月

马 序

　　新中国成立以来，党和国家高度重视中医药事业发展，重视古籍的保护、整理和研究工作。自 1958 年始，国务院先后成立了三届古籍整理出版规划小组，分别由齐燕铭、李一氓、匡亚明担任组长，主持制订了《整理和出版古籍十年规划（1962—1972）》《古籍整理出版规划（1982—1990）》《中国古籍整理出版十年规划和"八五"计划（1991—2000）》等，而第三次规划中医药古籍整理即纳入其中。1982 年 9 月，卫生部下发《1982—1990 年中医古籍整理出版规划》，1983 年 1 月，保证了中医古籍整理出版办公室正式成立，中医古籍整理出版规划的实施。2002 年 2 月，《国家古籍整理出版"十五"（2001—2005）重点规划》经新闻出版署和全国古籍整理出版规划领导小组批准，颁布实施。其后，又陆续制定了国家古籍整理出版"十一五"和"十二五"重点规划。国家财政多次立项支持中国中医科学院开展针对性中医药古籍抢救保护工作，文化部在中国中医科学院图书馆专门设立全国唯一的行业古籍保护中心，国家先后投入中医药古籍保护专项经费超过 3000 万元，影印抢救濒危珍、善、孤本中医古籍 1640 余种，开展了海外中医古籍目录调研和孤本回归工作。2010 年，国家财政部、国家中医药管理局安排国家公共卫生专项资金，设立了"中医药古籍保护与利用能力建设项目"，这是继 1982～1986 年第一批、第二批重要中医药古籍整理之后的又一次大规模古籍整理工程，重点整理新中国成立后未曾出版的重要古籍，目标是形成并普及规范的通行本、传世本。

为保证项目的顺利实施，项目组特别成立了专家组，承担咨询和技术指导，以及古籍出版之前的审定工作。专家组中的许多成员虽逾古稀之年，但老骥伏枥，孜孜不倦，不仅对项目进行宏观指导和质量把关，更重要的是通过古籍整理，以老带新，言传身教，培养一批中医药古籍整理研究的后备人才，促进了中医药古籍保护和研究机构建设，全面提升了我国中医药古籍保护与利用能力。

作为项目组顾问之一，我深感中医药古籍保护、抢救与整理工作的重要性和紧迫性，也深知传承中医药古籍整理经验任重而道远。令人欣慰的是，在项目实施过程中，我看到了老中青三代的紧密衔接，看到了大家的坚持和努力，看到了年轻一代的成长。相信中医药古籍整理工作的将来会越来越好，中医药学的发展会越来越好。

欣喜之余，以是为序。

中国中医科学院研究员

马继兴

二〇一四年十二月

校注说明

　　《医法征验录》，清·李文庭著，清·王名声补注。李文庭，清代医家，云南太和（今大理）人，生平不详。少科举不第，后从浙人学医，以《医法征验录》流传于世。王名声，字熙和，贵筑（今贵州）人，其他资料不详。

　　据高廷瑶序言可知，此书写成后由于缺乏资财，并未能及时刊行，"欲梓传之不能也"。其乡人沙献如，因怜作者之遗憾，乃抄录而置于行箧中。高氏于嘉庆二十三年（1818）得此抄本，视为珍贵之物，有意刊刻出版。但历史上并未见到高氏所刊版本行世，据王名声记载"己酉岁，高心泉秀东昆仲出其尊人广州公所藏《医法征验录》二册，读之知为云南太和李文庭先生手著"可知，高氏并未付梓刊行。道光二十九年（1849）王名声得此抄本，遂加补注，并附以平日经验医案，遂使《医法征验录》得以流传。

　　全书共两卷，卷上论脉，分浮、沉、迟、数脉四门，每门专论一脉，每脉分述两手寸、关、尺所见该脉及兼脉之主病、病源、治法；卷下论舌苔，分"白苔总论、黄苔总论、黑苔总论"。李氏认为六淫外邪各种病候无不现于舌，根据舌苔辨病，确定用药是宜下、宜清、宜温、宜补。李氏本《敖氏伤寒金镜录》三十六舌之旨，推阐为七十五舌，王名声另又附录两种，共七十七舌，每种舌象均绘图示，并补论药方，使脉、舌、证、方集于一书，于临证较为实用。

《医法征验录》版本不多。从资料考证看，道光二十九年经王名声补注而首刊后，光绪二十年又重刊一次。据《中国中医古籍总目》记载，此书仅存两种版本，一是道光二十九年（1849）刻本，现藏于北京协和医学院图书馆；一是光绪二十年（1894）刻本，现藏于中国中医科学院图书馆、成都市图书馆、四川省图书馆等。此次整理，以协和医学院图书馆所藏道光二十九年刻本为底本，以中国中医科学院图书馆所藏光绪二十年刻本为主校本。本书上卷脉学内容，旁校于《内经》《中藏经》以及清代各脉学著作；本书下卷舌苔内容，以清·张登《伤寒舌鉴》（清光绪四年刻本）为参校本。

现将本次整理校注的体例和原则介绍如下：

1. 全书文字转换成简体横排，并加新式标点。

2. 原书在卷次前有"医法征验录""太和李文庭先生著"两行文字，卷末各有"医法征验录卷上终""医法征验录卷下终"文字，今一并删去。

3. 底本引用他书文句，与原书有文字差异及增减者，视不同情形分别处理。若无含义变化则不出校记；若含义虽有差异而底本无错误则保留底本原字，出校记；若引文差异导致语义错误，则对底本加以改正，并出校记。

4. 书中出现的难字、生僻字词，均于首见时进行诠注，以后出现者不再加注。注音采用汉语拼音加直音的方法。讹误字则视具体情况，依据充分者改正并出校记，否则只出校记而不改原文。

5. 古字、异体字一律改作规范通行字。部分中医文献专用的异体字，则视情形予以保留，不出校记。

6. 通假字均于首见时出校记，以后复见者不再出校记。部分中医文献习用而含义明确的通假字，不出校记。

7. 底本中不规范的药名予以径改，不出校记。

8. 本书插图，系据底本复制，原图中的繁体字一并改为简体字。

9. 底本中表示文字位置的"右""左"，一律改为"上""下"，不出校记。底本原作换行标示条目用的"一"字，一律删去，不出校记。

医法征验录序

　　余以今岁正月卸广州府篆①，养疾讲树堂东偏②。故友云南沙献如来游粤，寓以西轩，朝夕过谈。其行箧③有小本医方，余见其简括畅朗，虽素不知医，视之了然。献如云其乡人太和李文庭先生本也。先生以困场屋④，移学医，从师浙人某，授以此，遂精其术，能起人死，驰声两迤⑤间。性挥霍，不置生产，耄耋而穷日甚，欲梓传之不能也，以为恨。窃怜其志，故录之以贮行箧中焉。余尝思医之为术，关系生死。穷乡僻壤，往往以无医致憾；读书之士，学之又苦于繁赜⑥深细。如古人舌鉴书，亦以过繁而不广于传。此为专家经验而斟⑦存者，深切著明，较甚读

---

①　篆：印章多用篆文，故为官印的代称。
②　东偏：指东偏房，与下文"西轩"对应。
③　行箧（qiè 切）：旅行用的箱子。
④　场屋：科举考试的场所。
⑤　两迤（yǐ 以）：明时称今云南昆明市以东地区为迤东，以西地区为迤西，两迤指迤东和迤西。
⑥　繁赜（zé 则）：复杂深奥。
⑦　斟：考虑好坏，比较长短。

方书数十百卷矣。因为亟①付梓刊行之，以广其传，并识
之如此。

嘉庆二十三年六月贵筑高廷瑶②青书甫序

---

① 亟（jí及）：紧急，急需。
② 高廷瑶：字青书，贵筑（今贵阳市）人。乾隆五十一年（1786）举
人，曾任广州知府。

凡　例①

凡病之大且急者，莫若伤寒。后汉仲景先生立三百九十七法、一百一十三方，历两晋、六朝、唐、宋、元、明及国朝，名贤探其精义，阐其奥旨，无不备载，惟舌论一法颇罕。明嘉靖间太医院薛立斋著《敖氏金镜录》②，专以舌苔辨证，亦辅翼仲景之一端。己酉岁，高心泉秀东昆仲③出其尊人④广州公所藏《医法征验录》二册，读之知为云南太和李文庭先生手著，其舌辨一种本敖氏三十六舌之旨，推阐为七十五舌，论证立方，深合仲景之旨，可谓微而显、约而该矣。名声不揣固陋，因论中虚实未甚分晰者，别具按语，附平日经验医案，先书凡例于首。

舌苔有初病即现者，有病一二日始现者。有薄而转厚者，病必增；有厚而转薄者，病必减。白而转黄、黄而转黑者，白固属表，亦有当下者；黄固属里，亦有不当下者；黑亦有宜下、宜清、宜补、宜温者，又非审证察脉、细心参合不辨。

① 凡例：原无此标题，据文中"先书凡例于首"句补。
② 敖氏金镜录：即《敖氏伤寒金镜录》。原始于元代敖氏，但其资料不详，原书仅有舌苔图谱12幅，后经元代杜清碧整理增加至36幅舌图。此书初见于明代《薛氏医案》，但非薛立斋所著。
③ 昆仲：兄弟。
④ 尊人：对父母的敬称。

是书录舌共七十五种，附录二种，共七十七种，外附重舌、木舌、舌衄、舌长、舌短，并补论药方，以备参考。

舌论中所载脉状形证，并表里寒热虚实，其中有未明显者析之，未详备者补之，均依伤寒治法。

舌色只论伤寒证治，若深究其旨，凡治风温、温热、湿温、瘟疫均不外此。

舌色论脉有力为实，无力为虚，此明而易晓者。其或虚中有实，实中有虚，最为难辨。张景岳曰："于偏盛中稍觉无神，便有实中之虚；于偏弱中略见有力，已隐虚中之实。"必当细审，庶不致误。

道光二十九年仲夏贵筑王名声熙和甫识

《得效》① 曰：舌者，心之官，主尝五味，以布五脏。心之本脉系于舌根，脾之络脉系于舌傍，肝脉循阴器络于舌本，肾之津液出于舌下廉泉、玉英。故三经为四气所中，则舌卷不能言；七情气②郁，则舌肿不能语。至如心热则舌破生疮，肝壅则出血如涌，脾闭则白苔如雪，肾涸则舌干口燥，视此则知舌之所系不止于心也。至于六淫外袭，如伤寒、瘟疫、温热、风温、湿温、暑病等候，无不

---

① 得效：即《世医得效方》，元代医家危亦林撰。
② 气：《世医得效方》作"所"，当从。

现苔于舌，是舌又主乎五脏六腑也。《内经》曰：心为一身之大主。舌为心官所主，亦心之总司也。故内有一病，必现于舌。虽病在脏腑，各有其经，经虽各殊，俱现于舌。是舌由心而发，其所主实大也，识者当知之。

王名声再识

目 录

卷　下

卷　上

凡诊脉之道，先调自己气息，须平心静气，方可诊脉。诊男先左手，女先右手。手下指先寻关脉，关脉在高骨下，关前为寸，关后为尺。寸关尺三部寻定，方可下指。先诊寸脉，一息四至，诊至三四息皆四至，又诊关脉及尺脉，所得四至皆同，方可三指齐下。初轻取之，三部俱得四至，又重取之，三部俱得四至，轻重取至三四息，俱皆一息四至，无有出入则为佳脉。如内中关脉出入则寻关脉之病，尺、寸出入则寻尺、寸之病。如是寻之，则病在何经何脉，自不能逃矣。下指以自己呼吸应之，应其脉之去来。一呼息四至为平，一至、二至、三至、五六至俱为病脉。凡著脉须心气平静，不可心粗气浮。遇人喧哗，不可著脉。切切。

脉者，血气之余也。血气盛则脉盛，衰则脉衰，弱则脉迟①。长人则脉长，短人则脉短；长人疏下指，短人密下指。胖人脉细，瘦人脉洪；胖人重下指，瘦人轻下指。性急人脉急，性缓人脉缓。男子尺脉常弱，女子尺脉常盛，反之

---

① 血气盛……脉迟：《中藏经·脉要论第十》作"气血盛则脉盛，气血衰则脉衰，气血热则脉数，气血寒则脉迟，气血微则脉弱，气血平则脉缓"。

者逆。《内经》云：脉有七表八里①。其实不过浮沉迟数四字，学者于此四字体认之，自得脉理。今予观之，欲知阴阳，须留心体贴右尺脉上。热甚则脉疾，寒甚则脉迟；实则有力，虚则无力。细细玩味参详，其中变化无穷也。

十二经脉法

太阳经	小肠	膀胱也	寸关尺俱浮	为太阳病
少阳经	三焦	胆也	弦	少阳
阳明经	大肠	胃也	长	阳明
太阴经	肺	脾也	沉细	太阴
少阴经	心	肾也	沉	少阴
厥阴经	包络	肝也	微缓	厥阴

上为手，下为足，如小肠为手太阳，膀胱足太阳是也，余仿此。小肠膀胱系太阳，三焦并胆少阳乡，若问阳明属何部，大肠共胃是其方。肺脉同脾属太阴，少阴心肾漫相寻，厥阴包络肝居下，部位分明要细心。

脉有浮沉迟数，浮数为阳，迟沉为阴。心脉宜洪，肝脉宜长，脾胃脉宜实，肺脉宜浮，肾脉宜沉，命脉宜缓。肝藏魂，肺藏魄②。

浮脉诸证，皆责之于肾。盖水为万物之母，水生木，

---

① 脉有七表八里：《内经》无。七表指浮、芤、滑、实、弦、紧、洪脉，八里指微、沉、缓、涩、迟、伏、濡、弱脉。

② 肝藏魂肺藏魄：六字疑为衍文。

木生火，火生土，土生金，金生水。若水亏则不能制火，火克金，金克木，木克土，土克水，故其脉浮。然生水又责之于脾胃，盖脾胃强壮，饮食消化，津液自生也。

春属木，以肝脉为主；夏属火，以心脉为主；秋属金，以肺脉为主；冬属水，以肾脉为主；季月属土，以脾胃脉为主。甲胆乙肝丙小肠，丁心戊胃己脾乡，庚属大肠辛属肺，壬属膀胱癸肾藏。

浮脉

初按之即应指者，曰浮。浮有浮洪、浮滑、浮空、浮大，浮洪浮大为阳，浮滑浮空为阴。浮而有力为气热，浮而无力是血虚。浮紧为阳为数，在表宜汗。

沉脉

重按之而乃应指者，曰沉。沉有沉细、沉滑、沉紧，沉细沉紧为阳，沉滑为阴。沉而无力为虚，沉而有力为实；无力宜升提，有力宜下。古人以沉为阳宜下，然沉不可概言下，若遇沉滑而下之，则气脱矣。学者遇沉滑细之脉，只可从容和解。至久病之人，脉沉细而不急不滑者为佳兆，若急滑则凶兆矣。

迟脉

诊之一息来二三至，曰迟。迟有迟缓、迟沉、迟空，迟缓为阴是虚证，迟沉为阳是积滞，迟空则阴阳将绝矣。迟而无力者不治，迟而有力者可治。学者遇此迟脉，皆要以提补为主。

数脉

诊之一息六七至，曰数。数有数洪、数缓、数紧、数沉，数洪为阳，数缓为阴。数紧汗在气分，气在表宜表；数沉汗在血分，血在里宜解。又数在左尺之人，则汗在阴分，宜以阴分之药表之。

三指齐下，左手独寻寸尺二部，其起落一样者为心肾交，或寸脉出而尺脉不出、寸脉入而尺脉不入则为不交矣。左尺脉属阴，阴盛则关尺俱紧，宜表；右尺脉属阳，阳盛则关尺俱紧，宜下。

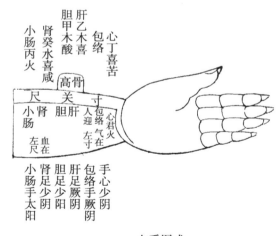

左手图式

左关前一分为人迎脉，人迎大是外感，宜表。肾为坎水，坎中满，水中有火，求水必求于火，治之如八味汤之类。凡左手三部脉洪紧，宜解宜表。

左尺洪疾是男形，右尺洪疾是女形，两边一样是双生。

望之而面白，可知其气虚，其脉左寸尺沉，右寸迟，治法如大补汤之类治之，男子多遗精，女子白带。

望之而面黑，可知其肾虚，眼堂青黑为尤甚，其脉右尺浮疾，左尺浮空，左关浮缓。若左关浮空即为不治之证，须以大剂救阴汤治之。乃男女多欲。

望之而面青，肝虚故也，其脉两尺与左寸俱浮洪，宜引火归元汤、知柏六味汤、麦味补中汤之类治之，宜加上桂。

望之而面黄，脾虚故也，其脉两关两尺俱迟，治法宜香砂六君汤加苡仁，或十味补中汤之类治之，再多吃补脾之饮食甚妙。妇人主白带，宜归脾汤，如八仙糕①更好，小儿用牛连贴②方。

阴盛宜汗，阳盛宜下。阴盛之脉浮，阳盛之脉实。左尺为坎，右尺为离，坎为水，离为火，坎中有火，离中有水。两尺犹天平然，不可偏盛。不偏盛为水火既济之象，则自无病也；若一偏盛则水火未济，故百病生焉。《冯氏锦囊》③有加减六味汤十法④，以治二尺偏盛之病，为千古

---

① 八仙糕：亦称八珍糕，有多种处方，大体皆由白术、茯苓、芡实、扁豆等（八种）健脾和胃之药，调以米、糖等蒸制而成，供脾胃虚弱人（尤其是儿童）食用。

② 连贴：动物内脏，中医古籍称"脾"，现代解剖学称"胰"。

③ 冯氏锦囊：全称《冯氏锦囊秘录》，清代冯兆张撰于1694年。

④ 加减六味汤十法：冯氏曾仿钱乙六味地黄丸加减化为十方，以变通为用。

不易之方也。夫人之有尺脉，犹树木之有根，枝叶虽枯，培养其根则枝叶自茂，若徒养其枝叶而克伐其根，未有根坏而枝叶能生者也，故治法必以培根本为主。如遇虚劳之证，总以六味汤之类治之，盖壮其水，火病未有不愈者也。

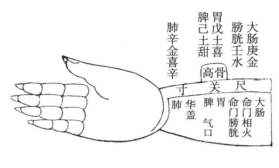

右手图式

冯氏曰：世间病有百种，其实不过有三，一曰阴虚，二曰阳虚，三曰中气虚。阴虚以六味汤投之，阳虚以八味汤投之，中气虚以补中益气汤加麦味投之。学者于此三方留心体会，未有不活人之理。切切。

右关前一分为气口，气口大是内伤，宜补。命门离火，离中虚，火中有水，求火必求于水，治之如金匮肾气之类。凡右手三部脉洪紧，宜下。

右尺脉洪疾，是女娠。

是病俱有阴阳，欲知阴阳，全以右尺脉为主。何以分之，要体认，热甚则脉疾，寒甚则脉迟，实则有力，虚则无力。

浮脉门

左寸心脉浮主病

主太阳眩晕，两目昏花，心神恍惚，头疼，室女①经闭，头晕，风痰证中风不语、颠狂二证。

浮洪，主太阳眩晕、两目昏花、心神恍惚、经闭头昏。

浮滑，主风痰证中风不语、颠狂二证。

浮虚而数，主头疼。

病源 左寸浮

太阳眩晕，两目昏花、心神恍惚、经闭、头晕四证，由心血亏而虚火妄动。若中风不语，痰证。痰在包络也。经云：见痰休治痰，气盛痰自化；见风休治风，血足风自灭；见血休治血，气足血自安。观此而知中风不语一证，因气血两亏，心不能生血，肝不能藏血，脾不能统血，肝无血养则枯而生风，脾无血养则湿而不舒。夫脾至湿而不舒，则不能消化饮食，将糟粕不为津液而化为痰，又遇肝风夹攻，遂成风痰之证。此证系正气脱而邪气盛，凡治者，只可补正攻邪，不可独攻其邪气。盖养正则邪自除，理之所有；伐正而能保身，理之所无者也。

颠狂证，痰证。阴颠宜补，用柏子汤；阳狂宜下、宜

---

① 室女：未出嫁的女子。

吐。由肝、脾二家逼起心家之火，则心火亦不宁而妄动矣。所以风因痰生，痰随风甚，均成颠狂。然为阳狂宜下，阴颠宜补，不可不知。

头痛，心家虚火炎也。

治法左寸浮

太阳眩晕，两目昏花，心神恍惚。男子年少者，因色欲过度，六味汤主之，或加鹿、龟；年老者，因思虑过度，则金匮肾气汤主之；妇人多郁，逍遥汤主之；妇人因年老而气血两亏，脾不舒畅，归脾汤主之。室女经闭头晕，逍遥汤加红花、续断、砂仁治之，或桃仁承气汤亦可。中风不语，十全大补汤、八珍汤之类治之，或苏合丸、独参汤亦可。再用如意丹①吹入鼻内，有涕者生，无涕者死，用顶上肉桂研末，开水服。

颠狂证，宜先吐之，即用生莱菔子或酸矾或花椒，用冷水调服后，以四君子汤加桂附、红花、半夏、兔丝治之。

头疼，六味汤加川芎、白芷之类治之。

经曰：心兮本虚，应物无迹。虚灵之气多生虚火，而心火生于肝木，心火之动还因肝火之动，而肝火之动多因肾水亏不能养肝木也。故治法用六味、逍遥二汤主之。然亦有实火，乃上焦包络之火也，故治法用芩、连之属泻

---

① 如意丹：源于《医学入门》，药物组成有川乌、槟榔、人参、柴胡、吴茱萸、川椒、白姜、白茯苓、黄连等，主治温疫及一切鬼祟、伏尸、传痨、癫狂失心、山岚瘴气等。

之。夫心为君象，自处深宫，寂然不动；包络为辅治之臣，包络受别经之侮，则包络不宁，而心亦因之不宁矣。

左关肝脉浮主病

主好怒，火眼①疼，背疼，胁疼，跌打损伤，咳嗽，吐血，羊痫证，劳热疾，瘰疬，瘿袋，耳鸣，大便不通，疝气，膀胱疼，疟疾。

浮洪，主害火眼疼、背疼、胁疼、好怒、跌打损伤、疟疾、瘰疬、耳鸣、瘿袋。

浮大，主劳热、大便不通。

浮紧，主咳嗽、吐血；浮紧而下坠，主疝气、膀胱疼。

浮滑，主羊痫证。

浮洪而弦，主疟疾。

病源左关浮

火眼疼、好怒、咳嗽吐血、瘰疬、瘿袋、耳鸣，由肝气上冲而肝火动也。背疼、胁疼，肝气郁也。跌打损伤，肝血动也。疟疾，由中气虚而脾土湿，又兼外感风寒暑湿，胃家痰食相搏，冲动肝经，故肝经为之不宁而作疟也，所以两关脉弦者为疟。劳热疾，肝血弱也。

羊痫证，扑地，不省人事，目瞪，口流白沫，多出羊马之声，由肝血虚，木枯而生风，风生火，风火相搏，故

① 火眼：病名，表现为双目红赤疼痛，多由风热火邪所致。

见此证，及至风息火灭而人自省。按古人于此证多以痰治之则左^①矣，惟石顽老人^②法责于肝风，用逍遥汤加剂治之，为千古之神方也。疝气，膀胱疼，肝气下坠也。大便不通，肝司大便，肝气郁则不能送之下也。肝属木而藏血，血亏则不能养肝而肝气郁矣，木枯而生火，要皆由肾水不足之故。

治法左关浮

火眼疼，归芍六味汤加柴胡、菊治之。妇人有因白带而疼者，八珍汤加剂治之，亦用四物汤加拨云散治之。好怒，逍遥、越鞠二汤主之。背疼，逍遥倍加杭芍治之。咳嗽，十味补中汤加桑皮、贝母治之。如肾脉又洪，即以此药送六味丸，久服八仙长寿丸^③更好。胁疼，逍遥汤加木香、莱菔子治之。吐血，男子吐血起于肾，用六味汤，女子吐血起于肝，用四物汤，二方中各加秦艽、贝母、浙冬、五味、红花治之，再加阿胶、炒荆芥。瘰疬，逍遥汤加紫贝天葵、夏枯草治之，独用夏枯草一味更好，如破病，加石莲子。瘿袋，海白菜^④、海螵蛸、麦芽各一两，

---

① 左：错误，荒谬。

② 石顽老人：张石顽，清初医学家。名璐，字路玉，号石顽老人，著《张氏医通》等。

③ 八仙长寿丸：又名麦味地黄丸，在六味地黄丸基础上加麦冬、五味子。

④ 海白菜：生长在中、低潮带岩石上。性味咸寒，具有清热解毒、软坚散结、利水降压的功效。

生黄豆四十粒，去皮分十服用。耳鸣，补中汤加广子①、姜皮治之，金匮汤更好。跌打损伤，生地四物汤加五灵脂、莪术、血竭、红花、乳香、没药、大黄汤治之，或苎麻根，或酸浆草，捣汁点酒服，将渣敷患处。疟疾未分者，柴胡汤，如面色青黄者，补中汤加首乌、鳖甲、常山、草果、广子、姜枣治之。劳热，四物汤加鳖甲、龟板、丹皮、地骨皮治之。疝气、膀胱疼，逍遥汤大加升麻治之。大便不通，六味汤加苁蓉、秦归②、火麻、杏仁、桃仁、红花治之。羊痫证，早服定子药，午服丸药，晚服汤药，用逍遥汤加黄丹、郁金、白矾治之。

丸药方

白术三两　黑姜一两　郁金一两　炙草一两　人参四两

蜜丸开水服。

定子药方

郁金　黄丹白矾各一两

研末入瓦罐内，用泥封口，煨一炷香时取出，猪心血为丸开水服。

又方

用百草霜，鲜猪血调匀服。

---

① 广子：即槟榔的果实。

② 秦归：甘肃岷县出产的当归质量好，此种当归即称"秦归"。

左尺肾脉浮主病

主头疼，眉骨疼，脖颈疼，眼疼，牙疼，耳疼，喉疼，唇焦，口干，舌燥，肾管疼，阴户疼，滑精，淋证，小便淋漓，妇人血枯，经水不调。

浮洪，主唇焦、口干、舌燥。

浮紧，主头疼、眉骨疼、脖颈疼、牙疼、眼疼、喉疼、肾管疼、阴户疼、耳疼。

浮疾，主小便淋漓、淋证、月经在前。

浮缓，主月经在后。

浮滑，主滑精、女子白带。

病源 左尺浮

头疼、眼疼、耳疼、眉骨疼、脖颈疼、喉疼、牙疼，虚火上炎也；唇焦、口干、舌燥、虚火上炎也。月经不调，在前为血枯而热，在后为血枯而弱，皆水火不济之证。淋证，小便淋漓，由肾伏邪火，水亏不能制之，故邪火妄动也。滑精，肾水亏，阴虚火动也。肾管疼，阴户疼，此证体实者多在浮脉，体虚者多在沉脉，由肾伏邪火，水亏不能制之，故虚火动也。

治法 左尺浮

唇焦、口干、舌燥，八仙长寿汤加鹿茸、龟板治之，再加焦柏。头疼、眉骨疼，六味汤加川芎、白芷治之，再加白菊、柴胡。眼疼，归芍六味汤加柴菊治之。牙疼、喉疼、耳疼，六味汤加元参、桔梗治之，再加苍耳、牛旁。脖颈疼，六味汤加麻黄、桂枝、羌活、白芷治之。月经不调在前，逍遥汤加红花、续断、砂仁治之，在后用黄芪补血汤加阿胶治之，或八珍汤加黄芪、阿胶、红花亦可。有行经肚痛者，用生山楂二两、肉桂五两、红花五分、黑姜一钱、砂糖引经，期日服。淋证，小便淋滴，用麦冬、牛膝各一两，泡开水服，又方用五叶草水煎汤点水酒服，或芭蕉根捣汁点酒服亦可，或萆薢分清饮、八正散治之，通利后服金匮肾气汤，或地藕①水煎服亦可。

滑精，熟地、枣皮、淮药、芡实、莲须、鳖甲、锁阳、麦冬、金樱、桑螵蛸等治之，或归脾汤加桑螵蛸、柏子仁、莲须亦可，再加锁阳、柏子养心丸更好。

肾管疼，阴户疼，先用萆薢分清饮分利之，后用肾气汤加琥珀治之。体实者即用萆薢、首乌、银花、甘草煎服亦可，或地藕水煎服亦可。

右寸肺脉浮主病

肺脉浮，本脉也，但浮宜和平。若浮紧而散，主伤风、嗽喘、痰饮、鼻塞诸病矣。

浮缓而弱，主伤风、咳嗽。

浮紧，主鼻塞、鼻渊、鼻疼、鼻䶩。

---

① 地藕：唇形科属多年生草本植物，又名地参、水三七、泽兰等，可食用，亦可入药。功能提神醒脑，开胃化食，补肝肾两虚，强腰膝，壮筋骨。

浮滑，主痰饮、水饮、吼病①、喘病。

病源右寸浮

伤风，肺主皮毛，故风邪之感在于肺家。咳嗽，肺属金，主气，外感风邪入肺，肺气闭塞不通则咳也。痰饮、水饮，肺为清虚之府，不容一物，痰积于肺则为痰饮，水积于肺则为水饮也。吼喘，肺气塞而不通，故肺胀而气粗也。

鼻塞、鼻疼，风邪入肺也。鼻渊、鼻糟，肺家有火也。

治法右寸浮

伤风，人迎大于气口，为外感证，人参败毒散、九味羌活汤；气口大于人迎，为内伤证，麦味补中汤。咳嗽，枳壳二陈汤。痰饮，酸矾饭糊为丸治之。水饮，四君汤加大剂香附治之，白术生用。吼喘，生脉散、定喘汤、金匮肾气汤，或肾虚气喘，用肾气汤加贝母、桑皮亦可。

鼻塞、鼻疼、鼻渊、鼻糟四证，用九味羌活汤加辛夷治之，或生苏饮亦可，或六味汤加玄参、桔梗，倍加泽泻，或苏子降气汤，或独用泽泻一味，鼻糟用黄柏泡水擦鼻。上四证吹鼻之法，用鹅不食草晒干为末，入青黛、抚芎②少许吹鼻内，或用生萝白汁吹入鼻中。又用首乌煎汤

---

① 吼病：哮喘病的俗称。
② 抚芎：又名茶芎，为伞形科植物，药用根茎，是江西特产中药材之一。具有解经络之痛功效。现在临床上常与川芎混用。

冲松罗茶①服，头风服之更妙。

梅疮方

水银三钱　银硃三钱　大黄一两

香曲多用，共研末醋拌为丸二三钱重，入竹筒内点火吸烟。

定喘方

白果三十一枚，生冲　麻黄五分　款冬花三钱　杏仁二钱，去皮尖　黄芩一钱五分　生甘草一钱　桑白皮二钱，炙　姜引

右关胃脉浮主病

主胃脘疼，两胁疼，停食，不安食，反胃，哽食，噎食，吞酸，痰证，疟疾。

浮洪，主胃疼火证；浮缓，主胃疼寒证。

浮洪而有力，主停食；浮洪而无力，主反胃、哽食、噎食。

浮缓，主不安食。浮洪而弦，主疟疾。浮滑，主吞酸、痰证。

病源 右关浮

胃脘疼，由人好食酸冷又兼性气不平者，多有此证。其证有二，曰寒证，胃气寒也，曰火证，胃火盛也。寒证

---

① 松萝茶：为历史名茶，创于明初，产于黄山市的松萝山。《本经逢源》云："徽州松萝，专于化食。"

舌白，火证舌红；寒证容揉，火证不容揉，揉之则痛。然舌白亦有火证，须以冷水、滚水试之。喜食冷水而痛减者，是火证；喜饮滚水而痛减者，是寒证。再以容揉、不容揉分之，则寒热之证无差已。若又兼肝脉浮洪而痛者，为挟气疼，两胁上膜而疼者，为挟痰。此证最易误人，切宜小心。两胁疼，痰与食结也。停食，胃中有积食也。

吞酸，由胃火盛也。不安食，由胃火盛也。

反胃，早食晚吐为寒证，即食即吐为火证。

噎食，哽食，由三焦水干而邪火妄动也。

痰证，好食厚味而化为痰也。

疟疾，由好食酸冷以致内伤饮食，外感风寒也。

治法 右关浮

火证胃脘疼，杭芍、炒栀子、香附、神曲，舌黄者加大黄治之；寒证胃脘疼，良姜、香附、枳实、神曲、法夏、台乌、砂仁，舌白者加黑姜治之。酒寒痛，杭芍、灵脂、木香为末，冷气酒送。

挟气疼，胃脘疼方中各加元胡一剂。

挟痰疼，胃脘疼二方中各加莱菔一剂。

反胃，咽食，哽食，金匮肾气汤加香附、沉香主之。

停食，舌黄者平胃散加神曲、山楂、麦芽、大黄下之，如人弱，去大黄加猪皮，鸡羊骨糊饭，各烧灰调服。

吞酸，用香砂六君汤加乌梅、杭芍治之。

不安食，如六脉俱洪而本脉更洪，是火证，香砂六君汤加大剂炒栀、黄连泻之。痰证，生莱菔子研末，冷水调服吐之。疟疾，柴胡汤主之，小儿平胃散、寸金丹治之，二方引用姜枣、草果、广子。

左尺命脉浮主病

主眼疼，牙疼，背疼，腰疼，脚疼，腹疼，热痢，暑泻，大便不通，欲带，吞酸，咳嗽不能卧，欲淋，结胸。

浮洪，主眼疼、牙疼、吞酸。

浮紧，主背疼、腹疼、腰疼、脚疼、热利、大便不通、结胸、咳嗽不能卧。

浮滑，主暑泻、热泻。

浮洪而有力，主欲带、欲淋。

病源右尺浮

眼疼、牙疼，虚火上炎也。背疼、腰疼、脚疼，由火烁金而大肠干燥不能利大便，大便所阻滞而疼也。

咳嗽不能卧，由大便不利，火烁金，大肠生火，庚金克辛金，故卧时咳之愈甚也。

热利腹疼，由胃家邪热干大肠，里急后重之证也。

暑泻肚泻，由相火弱而大肠寒湿，又兼外感暑湿也。

吞酸，相火盛也。欲淋、欲带，相火动也。大便不通，火烁金而大肠干燥，不能利大便也。结胸，由相火克君火，包络结住将胃口闭塞也，此证左尺脉亦浮紧，宜下，有下至数次，食尽，自汗而愈者，邪气尽也。

治法左尺浮

眼疼，归芍六味汤加知母、黄柏治之。

牙疼，知柏六味汤加元参、桔梗治之。

背疼、脚疼、大便不通，平胃散加枳壳、山楂、麦芽、大黄治之。

热痢，用秦归、杭芍、车前、木香、广槟榔、莱菔、甘草，如腹疼加厚朴、大黄，暑湿加乌梅治之。暑泻，用乌梅、广槟榔加烧土硷①煎服。

肚久泻，羌防建中汤或参苓白术散治之，或加滑石、黄连。吞酸，香砂六君汤加杭芍、乌梅治之。如肾脉又浮洪而大吐者，肾气汤加鹿茸、龟板、沉香、香附、乌梅治之。

咳嗽不能卧，平胃散加山楂、麦芽、枳壳、神曲大下之，如年少者服濛石滚痰丸。

结胸，用艾熨之，大柴胡汤治之。

肚疼，理中汤加杭芍，如不愈加元胡，亦有用大将军②汤加平胃散，或理中汤加平胃散。

欲淋，知柏六味汤主之。欲带，知柏四物汤主之，或用白荷花焙干为末煎汤服。

---

① 烧土硷：硷，同"鹼"，《本草纲目》："鹼音有二，音咸者，润下之味；音减者，盐土之名，后人作硷，作鹻，是矣。"今应作"碱"，指土碱，由碱蒿子烧制而成，既可洗衣去油污，又可与面手工捏制成灰面，助消化。

② 将军：即大黄。后文所提"熟军"即指熟大黄。

沉脉门

左寸心脉主病

主懒惰，呵欠，冷泪，健忘，心颤，惊悸，夜梦颠倒。

沉细，主冷泪、呵欠、懒惰、健忘。

沉疾，主悸证、惊证。

沉滑，主心颤、惊证、夜梦颠倒。

病源 左寸沉

懒惰、呵欠、冷泪、健忘，由心血亏而神气不足也。

颤惊证、夜梦颠倒，由气不运痰、痰积于包络也。

悸证，由心血亏不能制火、虚火妄动也，其见证吵闹骂人、舌干、面红，此三证肾脉必沉迟，心肾不交矣。

治法 左寸沉

懒惰、呵欠、健忘，十全大补汤加琥珀、柏子养心汤加琥珀主之。

冷泪，十全大补汤加益母草、夏枯草治之，年少者即以二草煎服。

颤证、惊证、夜寐颠倒，先吐之，即用莱菔子，方后用定心汤。

颠证，由肝胆虚，切忌发散之药。

悸证，先用小麦甘草，后以补心血之剂治之。

定心汤方

神砂一钱　琥珀二钱　乳香　没药　白蜡各五钱　上桂一钱　金箔小五张　密陀参一钱

共研为末，空心服。

左关肝脉沉主病

主雀蒙眼，腰疼不能直，脚疼，四肢无力，肌肉消瘦，吞酸，癥疥，痞疼，血块疼，大便不利，月经不调，不孕，室女经闭。

沉疾，主痞疼、血块疼。

沉缓，主雀蒙眼、癥疥、腰疼、脚疼、四肢无力、大便不通、吞酸。

沉细而缓，主经水不调、不孕、室女经闭、肌肉消瘦，此数证若脉沉疾则为劳证已。

病源左关沉

雀蒙眼，肝血枯而生虫也。

腰疼不能直，由庚金无水不能利大便，为大便阻滞而疼也。

四肢无力、脚疼，经曰：足得血而能行，血亏则不能运行也。

肌肉消瘦，由气不能生血，血亏不能养肌肉也。

痞疼、血块疼，由肝气郁不能行血，血结而瘦也。经曰：气乃无形，血乃有形。无形之气能生有形之血，气虚则不能行血，故积为血块，治法不可不去其积，又不可养其血也。

吞酸，肝气本顺，血不养肝则肝气郁而上逆也。

癣疥，肝血亏而不能养皮肤也。大便不通，则肝气郁也。

月经不调、不孕、室女经闭，肝血亏也。

治法左关沉

雀蒙眼，用羊连帖、水蓼花子、青盐①蒸连帖服，汤药方用益母草、水蓼花子、夏枯草煎服。

腰疼不能直、脚疼，舒肝和血散主之，然肝为肾之子，养肝莫妙于滋水，肾气汤治之更妥。腰疼，用烧腰散②治之亦可。

四肢无力，十全大补汤加鹿茸、龟板、胶虎、胶红花治之。

肌肉消瘦，十四味建中汤加鹿茸、龟胶治之。

痞疼、血块疼，八珍汤治之，加黄芪所以养其血也。又方用牛连帖，皮硝腌干，瓷瓦灰水红花子研末调服，所以去其积也。

---

① 青盐：又称戎盐，多产于西南、西北各地的盐井、盐池之中。大而青白，故称。

② 烧腰散：由杜仲、故纸、青盐组成，入猪腰或羊腰内烧食。用于肾虚腰痛、脚膝酸软。

吞酸，香砂六君汤加杭芍、乌梅、大枣，妇人用八珍汤或十全大补汤各加乌梅治之。

大便不利，补中汤主之。

月经不调、不孕，八珍汤加黄芪、阿胶、红花、砂仁治之，不孕加益母草或用大剂秦归、黄芪治之，再加阿胶亦可。室女经闭，调经养血汤主之，至脉在沉候，桃仁承气汤治之。

癣疥，十全大补汤去肉桂加银花、牛旁、蝉蜕、地骨皮、五加皮治之，再加鹿茸、连翘更好。

左尺肾脉沉主病

沉，肾之本脉也，但沉宜得中，失中则病矣。

沉紧，主肌肉消瘦、淋证、小便短、月经在前、不孕。

沉疾，主肾管疼。

沉滑，主遗精。

沉缓，主白带，主青蒙眼。遗精一证，体实者多在浮脉，体虚方在沉脉。

病源 左尺沉

肌肉消瘦，由肾水不能养肝木，则肝血亏不能养肌肉也。淋证，乃湿热所致，宜分利之，但此证多有肾虚，虽有虚实二证，均宜补肾为主，虚者右尺必浮疾，分利后宜急补之。小便短，由肾家有湿热也。古人以小便责之于肺，小便短宜顺肺气，不知肾为肺之子，补肾即所以补肺也。经曰：治小便当治本位是也。

月经在前，肾水不能养肝木，肝血枯而热也，

不孕，肾水不能养肝木，肝血亏而不能受孕也。

白带，由肾水亏不能养脾，脾湿而带生也。

青蒙眼，经曰：目得血而能视，肾水亏则目昏也。

肾管疼，肾伏邪火，水亏则邪火妄动也。

遗精，肾水亏而阴火动也。

治法左尺沉

肌肉消瘦，十四味建中汤加鹿茸、龟板治之。

淋证，先用萆薢分清饮，后用金匮肾气汤。小便短，六味汤主之，加车前、木通。

月经在前，逍遥汤加红花、续断、砂仁治之。

不孕，八珍汤加黄芪、阿胶、红花、砂仁、益母草治之，或用黄芪补血汤加阿胶亦可。

白带、青蒙眼二证，八珍汤加黄芪、海螵蛸、红花、蝉蜕、肉桂、菊花治之。遗精、肾管疼二证治同浮脉。

右寸肺脉沉主病

主头疼，目干疼，鼻息不通，背疼，虚咳，小便不利，结痰。

沉紧，主头疼、目干疼、背疼。

沉缓，主鼻息不通、虚咳、小便不利。

病源<small>右寸沉</small>

头疼、目干疼，由肾亏不能养母，所以肺气上冲，所以头疼、目作疼。不用治肺之药者，经曰：肺为清虚之府，药力不到。凡治肺病者，当责之于肾，故肺病总以滋水为主，水足未有子富而母贫者。

小便不利，小便诊脉皆在肾，今何以在肺？肺属金，主气，气行则小便行。今肺脉沉缓，肺气不行，小便何由利乎？鼻息不通，由肾气不能上升，肺气壅塞，又兼外感风邪，腠理闭塞，以致肺气无出之路。盖鼻通肺气，肺气不通故鼻塞而不通矣。

虚咳，由肾虚不能养母，经所谓水涸金烁之证也。其咳出之痰皆是白沫，名肾咳，亦名劳瘵。治法总以滋水为主，切不可用肺家之药治之。

结痰，由脾湿不能养金，肺聚顽痰日久则固结也。

背疼，肺主皮毛，皮毛不舒故疼。

治法<small>右寸沉</small>

头疼、目干疼，用六味汤加散风之剂治之，目疼忌姜。

鼻息不通、不闻香臭，六味汤加细辛、麻黄、辛夷发散之。

外治方以萝卜捣汁滴入鼻孔，男先灌左孔，女先灌右孔。

虚咳，八仙长寿汤主之，或十味补中汤加桑皮、贝母，或用药汁送六味丸更妥。

痰结，酸矾饭糊为丸治之，再服香砂六君汤。

背疼，用姜葱捣汁敷之，或用大麻子叶火烘贴之。

小便不利，大剂六味汤主之，加车前、木通尤妥。

右关胃脉沉主病

沉紧，主腰疼、脐下疼、停食、乍寒乍热、虚汗、大便不利、四肢疼、无力、火证胃脘疼。

沉缓，主不思饭食、食不消化、反胃、噎食、哽食、吞酸、四肢无力不疼、寒证胃脘疼。

病源 右关沉

腰疼、四肢疼无力，由庚金无水，大粪干燥阻滞大肠，气触中宫，故腰疼不能直，四肢因而无力也。

脐下疼，胃家伤食重也。

四肢无力而疼，由胃家寒湿不能生津液、润筋骨也。

食不消化，由命门火弱，不能薰蒸脾胃，故饮食不化也。不思饮食，由胃家潮湿不爱食也。

吞酸，由胃家潮湿不能运动糟粕，所饮之水皆伤积于胃，变酸水也。反胃，由胃家潮湿不能安其食也。

咽食、哽食、伤食，由相火衰不能薰蒸脾胃而化食也。

虚汗，由食不消化，津液枯竭，肾虚火动也。

乍寒乍热，由伤食日久，大便干燥结在大肠，薰蒸胃家所食之物，蒸干变而为痞。邪气发时则乍热，邪气败时则乍寒。或润，或下，俱要将燥粪去尽，病乃得愈也。

大便结涩，由庚金无水不能滋润，则干燥而结也。

胃脘疼，说[1]见胃脉浮。

治法右关沉[2]

腰疼，此证左关必沉缓，补中汤加杜仲治，或用白术、杜仲、故纸、青盐引亦可。

四肢无力疼者，以大剂熟地、秦归、火麻、桃仁治之。如面色黑者，微加红花；若大便再不利，即用瓷瓦灰飞细，早晨服一二钱；如老年者，熟地红花方润之不下，用生芝麻、生杏仁、生麻子研末，水调去渣，蜜调服。

四肢无力不疼者，养脏汤或十四味建中汤加虎骨、鹿茸、龟胶治之。

食不消化、不思饮食，八味汤加鹿茸、龟胶、黄芪、桂附治之。

反胃、噎食、哽食，八味汤重加黄芪、桂附、鹿茸、龟胶。

吞酸者，香砂六君汤加杭芍、乌梅、白蔻、黑姜治之，重者用金匮肾气汤加乌梅治之。

---

① 说：指叙述（内容）。
② 沉：原作"浮"，据上下文改。

虚汗，归芍六味汤主之。

乍寒乍热，治同四肢无力疼者，若大便不能下，即用牛连贴方，体实者，大将军汤下之。

大便结涩，平胃散加消食之剂或养脏汤亦可。

脐下疼，理中汤主之，体实者，平胃散主之，俱加消食之剂。

右尺命脉沉主病

沉缓，主痿证、不思饮食、食不消化、寒痢、白带、大便燥结。

沉紧，主惊证、悸证、小腹疼之证，不拘脉之紧缓，俱宜寒证论。

病源右尺沉

痿证，水火不济也。惊证、悸证，肾虚火炎，相火上冲而克动君火也。寒痢，相火衰而大肠寒湿也。

大便燥结，庚金无水不能滋润，故燥结也。

不思饮食，由相火衰弱，不能薰蒸脾胃。食不消化，胃家潮湿不能受食也。白带，相火衰也。

小腹疼，疼在脐上为胃脘疼，脐为寒食疼，在小腹为海底疼，指甲青、唇青者即阴证。

治法左尺沉

痿证，肾气汤、十全大补汤、十四味建中汤加鹿茸、虎骨、龟胶治之。惊证，知柏六味汤主之。

悸证，甘草小麦汤主之。

不思饮食、食不消化，八味汤重加鹿茸、龟胶、黄芪、桂附治之。

大肠结涩，脉沉缓者，附子理中汤；脉沉紧者，用熟地黄、秦归、火麻、桃仁治之，或养脏汤亦可。

寒痢，四君汤加山药、泽泻、黑姜、木香共研末，白糖调服，又以乌梅、广子、栗壳、杭芍煎服，重者桂附养脏汤。又二证温下方用荜拨一钱、牛乳一碗煎服。

白带，八珍汤加黄芪、海螵蛸、红花治之。

小腹疼，桂附理中汤治之，六脉俱沉，不紧不疾则为佳脉。

栀子丸方

黄连五钱，姜炒　酒芩一两　银花二两　花粉八分
研末水丸。

迟脉门

左寸心脉迟主病

左寸迟与左寸沉之病相同，但迟要有力，部数有准。若一息一至、二息一至则为代脉，即是不治之证；然使两尺有力，犹可以治，当以大剂独参汤主之，切不可用克伐之药。

左关肝脉迟主病

迟缓，主吞酸、肌肉消瘦、冷泪、目昏、食不消化、

病卧不起。

迟涩，主目干疼、背疼、腹寒疼。

迟紧，主惊证、颤证。

迟滑，主冷痢、便血。

病源左关迟

目干疼、目昏、冷泪，目为肝窍，肝血亏则不能养目也。

背疼、腹疼，中气大虚也。

吞酸，由肝气不舒克脾土也，面色必黑。

食不消，由肝木不能生心火，心火不能生脾土，用香砂六君汤，燥起肝火，以生心火而生脾土也。

病卧不起有二证，中气大虚而卧不起者，盖肝木为人身中柱，血亏不能养肝则木枯不能立也；有瘫痪不能起者，筋乃肝之余，肝气不舒则筋不活动也。

冷痢，肝不能藏血于大肠，大肠腐湿，肝气不舒之甚而痢也。

便血，由肝不藏血，血渍于大肠也。

惊证、颤证，胆以藏魂，胆气虚则不能藏魂，而生惊颤也。

治法左关迟

目干疼、目昏，四物汤、八珍汤、肾气汤各加蝉蜕、红花，或用还少汤。冷泪，十全大补汤或六味汤各加夏枯草、益母草治之，年少者即以夏枯草、益母草煎服。

背疼、腹疼，理中汤大加杭芍治之。

吞酸，香砂六君汤加乌梅、杭芍、秦归、大枣、姜治之，妇人用八珍汤、大补汤各加乌梅、香附。

肌肉消瘦，龟鹿二仙汤、四物汤主之。食不消化，香砂六君汤主之。

病卧不起，中气虚者，十四味建中汤加虎骨、鹿茸、龟胶治之，外治方用麻子叶火烘贴之。

瘫痪证，用大补汤加散风之剂治之。

冷痢，附子理中汤主之或养脏汤亦可，切不可下。

便血，男子大补汤，妇女补血汤各加红花、炒荆芥、秦艽、地榆治之，或归脾汤亦可，俱以补血为主，切不可涩。

惊证、颤证，十全大补汤、归脾汤主之。

左尺肾脉迟主病

主反胃，吞酸，不思饮食，不孕，白带，血崩。

迟滑，主滑精、小便多、经水退后。

迟紧，主淋证、肾管疼、阴户疼。

迟疾，主咳嗽、血淋、血带、肚腹膨胀、失音。

迟缓，主大便如羊粪、健忘、惊证、颤证。

病源左尺迟

反胃，三焦水干也。吞酸、不思饮食，由肾水不能养脾也。小便多，火不能制水也。

滑精，此证名漏精，由关口不紧之故，或由心肾不交，其病最重。

淋证，由肾伏邪火，水亏不能制之故，邪火妄动而淋精也。经水退后，由肾水不能养肝木，肝血枯而弱也。

不孕，由肾水亏极，肝木血枯，故不能受孕也。

肾管疼、阴户疼，肾家虚火动也。

白带，肾水不能养脾也，又有心肾不交而带者。

咳嗽，由肾虚不能养母，经所谓水涸金烁之病也，其咳出之痰皆是白沫，名曰肾咳，亦名劳瘵。

失音，肾绝也，为不治之证。

大便如羊粪，由肾水不能养庚金，大肠枯燥，故大便干结也。

血淋、血带，缘肾水不能养肝木，肝血弱而下渗也。

昏昧、健忘、惊证、颤证，肾虚不能藏魂也。

肚腹膨胀，肾虚中满也，其证有三，有气肿、水肿、湿肿。按之即浮，气肿也；按之有窝，水肿也；按之如石，湿肿也。皆由肾虚，故中满。中满者，膀胱水满也。女子湿肿则为血，入子宫名血肿，其证最重。

治法左尺迟①

反胃、吞酸，肾气汤加鹿茸、龟胶、香附、沉香治

---

① 左尺迟：原无，据上下文补。

之，反胃加乌梅。

不思饮食，八味汤重加鹿茸、龟胶、黄芪、桂附治之。

小便多，肾气汤加白果、益智仁治之。漏精方见前。

淋证，此证不必分利，即以金匮肾气汤加琥珀治之。

肾管疼、阴户疼，肾气汤加琥珀，或用地藕方。

经水退后，八珍汤加黄芪、红花、阿胶、砂仁。

不孕，八珍汤加黄芪、红花、砂仁、益母草，又加茱萸、黑姜少许亦可，或黄芪补血汤加阿胶。

白带，八珍汤加黄芪、海螵蛸、红花治之，或归脾汤去木香加海螵蛸亦可。

肚腹膨胀，肾气汤加香附、沉香、鹿茸、龟板，倍加车前、泽泻、茯苓治之。

血淋、血带，六味汤大加淮膝、琥珀治之，或淮膝、浙冬泡开水服。血带，又肾气汤、归脾汤主之。

咳嗽，大剂八仙长寿汤主之。失音，八仙长寿汤加石菖蒲、诃子。

大便如羊粪，养脏汤、长寿汤、通幽汤主之。

昏昧、健忘、惊证、颤证，十四味建中汤、还少丹汤主之，或用独参汤更妙。

以上诸证皆火亏水败，为不治之证，若脉息和缓，犹为可治，倘见疾脉，须以大剂八仙汤治之。

右寸脉迟主病

右寸迟与左寸迟主病相同。

迟缓，主肺痿、皮肉干枯、皮肤燥痒、皮起白屑。

微数，主肺痈。

迟滑，主痰饮、水饮。

病源右寸迟

肺痿，脉缩也。肺痈，肺大肠有毒而生疮也。

皮肉干枯，皮肤燥痒，皮起白屑，肺主皮毛，肺气虚不能行血，无以养皮肉则干燥痒而生白屑，是皮肉枯而生风也。痰饮，水饮，肺为清虚之府，痰积于肺则为痰饮，水积于肺则为水饮也。

治法右寸迟

肺痿，六味汤主之。肺痈，神仙活命饮加臭灵丹治之。皮肉干枯，大补汤治之。皮肤燥痒、皮起白屑，大补汤去桂加银花、蝉蜕、地骨皮、五加皮治之。

痰饮，香砂六君汤，白术生用。水饮，四君汤加大剂香附治之，白术生用。

以上诸证皆以补脾为主，年少者香砂六君汤，年老者归脾养心汤主之。

右关胃脉迟主病

迟缓，主反胃、越时方吐、吐酸、不思饮食、食不消化、咽食、哽食。

迟紧，主腹寒疼、痞疼。

迟滑，主冷痢、冷泻、遗精。

病源右关迟

反胃，或早食晚吐，或晚食早吐，由脾胃潮湿不能纳食也。

吞酸，由胃潮湿不能运动糟粕，所饮之水停于胃变为酸水也。

不思饮食，由胃湿不能受食也。食不消化，由相火衰弱不能薰蒸脾胃致饮食不化也。

咽食、哽食，由相火衰不能薰脾化食也。痞疼，由脾胃不能消化，不化之物皆变为痞块也。

腹寒疼，由脾不能运动糟粕，寒客于胃而作痛也。

冷痢、冷泻，皆由胃家潮湿不能消化饮食，将所食者皆寒凝于胃，于是糟粕不化津液而化恶浊以传入大肠也。

滑精，由脾胃潮湿，糟粕不为津液而化为痰，下渗于膀胱。肾本清虚之府，为痰所凌，故肾亦不宁闭而滑也。

治法右关迟

反胃证，肾气汤加鹿茸、龟板、沉香、香附治之。吞酸，香砂六君汤加杭芍、香附、砂仁、乌梅或补中汤、肾气汤加剂。

不思饮食、食不消化，八味汤加鹿茸、龟胶、香附、砂仁。

噎食、哽食，肾气汤加沉香、香附、鹿茸、龟胶。

痞疼，香砂六君汤大加杭芍治之，或食牛连贴方。

腹寒疼，桂附理中汤主之。

冷痢、冷泻，四君汤加山药、泽泻、广皮、肉蔻，共焙研，白糖调服，或用理中汤、四神丸亦可。外治方以新瓦数片火烘，用热酒洒上薄绵物，坐其上薰之，立愈。又方，乌梅三个 广子末一钱 煎汤，烧土醎一块淬入，久痢久泻食积俱妙。遗精，香砂六君汤或归脾汤加广皮去木香治之。

右尺命脉迟主病

迟缓，主目冷疼、不思饮食、食不消化、大便数、四肢无力、脱肛、冷泻。

迟紧，主膀胱疼、小腹疼。

迟滑，主白带、肾泻。

病源 右尺迟

目冷疼，眼光属火，相火衰弱，故冷疼。

不思饮食、食不消化，由命门火弱不能薰蒸脾胃也。

膀胱疼、小腹疼、脱肛、白带、大便数，命门火弱也。

四肢无力，相火衰不能运动也。

治法 右尺迟

目冷疼，八味汤主之。不思饮食、食不消化，八味汤加鹿茸、龟胶、沉香、香附治之。脱肛，补中汤加山药、苡仁、茯苓，大加升麻。

小腹疼，桂附理中汤治之。四肢无力，十全大补汤加鹿茸、虎骨、龟胶、红花治之，或十四味建中汤亦可。

大便数，桂附理中汤，数在早晨者，四神丸主之。

膀胱疼，肾气汤主之。

白带，八珍汤加黄芪、海螵蛸、红花治之，或归脾汤加上三味。同按六脉俱迟细而无力，多为不治之证，但迟缓犹可救。久病之人，迟细之脉为佳兆。经曰：久病无邪，宜补不宜克。学者慎之，若六脉迟疾，斯为不治矣。

数脉门

左寸心脉数主病

数洪，主目干疼、头疼、好怒。

数紧，主心神恍惚、坐卧不宁、多见鬼神、夜不能寐、梦魇多梦、颠狂证。

病源 左寸数

目干疼、头疼、好怒，心血亏而虚火妄动也。心神恍惚、坐卧不宁、多见鬼神、梦魇多梦，因心血亏而神气不足，兼有邪热也。颠狂证，说见浮脉。

治法 左寸数

目干疼、头疼、好怒三证，以滋阴降火为主。男子六味汤，女子四物汤各加知柏治之。

心神恍惚诸证，以安神定志为主，安神丸、补心丹、柏子养心汤治之。颠狂证，宜先吐之后，以定心汤主之。

经曰：实火可泻。芩、连之属，虚火可补，参、芪之属，盖心为君火，宜补而不宜克，此数证由相火逼起包络之火，故用滋阴降火汤，至脉一平后急宜补之。

左关肝脉数主病

数洪，主眼疼、胁疼、疟疾。

数紧，主吐血、便血、疝气。

病源_{左关数}

眼疼、吐血，肝气上冲，肝火动也。胁疼，肝气郁也。

便血，肝不能藏血，血渍于大肠也。疝气疼，肝气下坠也。

治法_{左关数}

眼疼，归芍六君汤加柴菊治之。胁疼，逍遥汤加元胡治之。

吐血，男子六味汤，女子四物汤加秦艽、浙冬、贝母、红花、五味治之。便血，平胃散加槐角、熟军、杭芍治之，又用生四物汤加槐角、地榆、红花，十全大补汤加炒荆芥、红花、阿胶、秦艽、地榆、槐花治之。又方，用草果面砂糖煎汤煮鸡卵服，又用生砂糖开水调服，或用梅根水酒煎服，或柿饼焙，研末，开水调服亦可。

疟疾未分者，柴胡汤，如已分而面色青黄者，补中汤加鳖甲、常山、草果、广子、姜、枣治之。

疝气疼，逍遥汤加升麻、郁金治之，此疝气病法同肝脉浮，但浮中多有实证，而数则无实证。经曰：虚反臌，阳泄于外则折之谓也。治之宜小心，切不可用克伐之药。

左尺肾脉数主病

数洪，主眼疼、耳疼、头疼、耳鸣、牙疼、口干舌燥、虚汗、乍寒乍热、血崩、咳嗽多痰。

数疾，主淋证。

数而无力，主白带、不孕、肌肉消瘦。

数滑，主滑精、血带。

病源左尺数

眼疼、头疼、耳鸣、牙疼、口干舌燥，由肾家虚火上炎也。虚汗，津液枯竭，阴虚火动也。

乍寒乍热，阴虚劳热也。咳嗽多痰，水涸而金烁也。

遗精，水亏不能制火，故虚火妄动也。

淋证，肾伏邪火，水亏不能制之则邪火妄动也。

白带，肾水不能养脾也。血崩、血带，肾水不能养肝木，肝血虚而下也。不孕，肾水不能养肝木，肝血枯而不能受孕也。肌肉消瘦，由肝血枯而不能养肌肉，实肾水不能养肝木也。

治法左尺数

眼疼，归芍六味汤加柴胡、菊花治之。

头疼，六味汤加川芎、白芷。耳疼、耳鸣、牙疼，六味加桔梗、元参。口干舌燥，六味加花粉、浙冬、五味，或少加焦柏、知母、甘葛。

咳嗽多痰，补中汤加浙冬、五味、贝母、桑叶，或补中汤加麦味送六味丸尤好。乍寒乍热，归芍六味汤加地骨皮治之。

虚汗，凡汗出不止者，归芍六味汤，或四君汤，或黄芪、杭芍、麻黄根、龙眼水煎服，各再加浮麦治之。

遗精，归脾汤去木香加桑螵蛸、柏子仁、莲须。

白带，八珍汤加黄芪、红花、海螵蛸。

血崩，黄芪补血汤加阿胶、炒荆芥、红花、鹿角霜治之，或单用鹿角霜开水调服，或用芭蕉根煮猪蹄服，或用归脾汤加剂治之，如脉数而有力，年少壮实者，即用麻黄桂枝汤发汗即愈。血带，归脾汤、逍遥汤主之。

不孕，八珍汤加黄芪、阿胶、红花、砂仁、益母草治之，或黄芪补血汤加阿胶亦可。肌肉消瘦，十全大补汤主之。

淋证，先用萆薢分清饮，或八正散，或用淮膝、浙冬泡开水服，或用五叶草水酒煎服，或芭蕉根捣汁点酒服，后用肾气汤加琥珀治之。

右寸肺脉数主病

数紧，主鼻疼、鼻血、喉疼、喉干、胸前有骨疼、乳蛾①、气喘。

数缓而无力，主虚嗽。

数紧而有力，主火嗽。

数缓，主哮喘。

病源_{右寸数}

鼻疼，肺气不能上升而火上炎也。

鼻血，鼻通肺窍，肺不能统血而血妄行也。

喉干、喉疼，肾水不能养金，虚火上炎也。

胸前骨疼，肺气闭塞故作疼。火咳，胃火盛而烁金也。虚咳，水涸而金烁也。乳蛾，肾水亏而虚火上炎也。

气喘、哮喘，肺家有痰也。

治法_{右寸数}

鼻疼，知柏六味汤倍加泽泻治之。

鼻血，生四物汤加红花、贝母、侧柏叶。

喉疼、喉干，六味汤加元参、桔梗治之，又有感寒暑而疼者，人参败毒散加元参、牛旁去沙参治之，若不愈加麻黄、枳壳发散之。胸前骨疼，越鞠汤或麻黄桂枝汤发散之。

---

① 乳蛾：原作"乳哦"，据医理改。此为咽喉两侧喉核（即腭扁桃体）红肿疼痛，形似乳头，状如蚕蛾为主要症状的喉病。

气喘、哮喘，生脉散、保元汤、定喘汤治之，或酸矾末饭糊为丸治之。火咳，枳壳二陈汤加贝母、桑皮、冬花、银花、厚朴治之。虚嗽，八仙长寿汤、六味汤、保和汤各加贝母、桑皮治之。乳蛾，六味汤加元参、桔梗治之，或用人手指甲瓦焙研末，吹之即破，或用附子片噙之。此证头顶上必有红泡，须摘泡上头发以血出即愈，如无泡用针刺出血亦可。

右关胃脉数主病

数缓，主背疼、肚疼、呃逆、寒证胃脘疼。

数洪，主吞酸、咳嗽、即食即饿、疟疾、火证胃脘疼、反胃。

数滑，主痰证、颠证、痢证、肚泻、遗精、胃脘疼。

病源 右关数

背疼，痰与食结也。胃脘疼，说见前。

反胃、即食即吐、吞酸，胃火盛也。

咳嗽，即食即饿，胃火盛也。颠证，胃家有痰也。

疟疾说见前。肚疼，脾不能运动糟粕，寒湿结于胃而疼也。痰证，脾胃寒湿，糟粕不化为津液而化为痰也。

滑精，说见前。痢疾肚泻。说见前。

治法 左关数

背疼，归芍四君汤加丁香、沉香治之。胃脘疼，治同浮脉。反胃即吐，肾气汤加沉香、香附、乌梅治之。

即食即饿，气实者，青龙石膏汤，气虚者，归芍六君汤加炒栀治之。吞酸，香砂六君汤加乌梅、杭芍治之。

咳嗽，枳壳二陈汤或青龙石膏汤加银花、冬花治之。

疟疾未分者，柴胡汤；已分者，补中汤加剂。如气虚不能分出者，大补汤提之。

痰证、颠证，先吐之后以四君汤加桂附、红花、兔丝，或以石膏、知母各一两，用铁落煎服。

痢疾，数滑而有力为有食，平胃散加枳壳、大黄、木香，治之，数滑而无力为寒痢，四君汤加山药、泽泻、薏苡仁、黑姜、木香共焙研末，白糖调服。又方，广子、粟壳、乌梅、木香、杭芍共煎服，重者桂附养脏汤治之。

滑精，香砂六君汤加苡仁倍加半夏治之，或归脾汤去木香加锁阳、金樱子治之。

肚疼，理中汤加广子治之。肚泻，羌防建中汤，久泻服之更妙。

呃逆，四君汤加黄芪、杭芍或补中汤加杭芍，二方引用柿蒂、姜枣。又方，用柿蒂九个、党参一两、姜三钱水煎，送丁香末五分甚效。

右尺命脉数主病

数紧，主火眼疼、大便结、小便少疼、痔疮、肾管疼、多欲、脱肛。

数缓，主目冷疼、多见黑花或昏、大便多、小便多、便血、痢疾。

病源右尺数

火眼疼，水不能制火，虚火妄动也。

目冷疼，或昏，多见黑花，命门火衰也。

多欲、肾管疼，相火妄动也。痢疾，相火衰也。

便血，由脾不能统血，血渍于大肠也。

大便多，相火败也。大便结，火烁金而大肠干燥，不能利大便也。

小便或多或少，离火不能胜坎水，故多；坎水不能胜离火，故短，水火不济之证也。痔疮疼，相火结毒也。

治法右尺数

火眼疼，知柏六味汤加柴胡、菊花、蝉蜕。目冷疼，用八味加上三味。目昏多见黑花，用肾气汤、还少丹各加上三味。

大便或多或结，脉数紧为食结，平胃散加枳实、枳壳、生军下之；脉数缓为寒证，附子理中汤；脉数滑则以四神汤、归脾汤主之。便血，男子大补汤，妇人补血汤各加地榆、秦艽、红花、炒荆芥治之，但脉数缓者为寒证，即以附子理中汤治之，或柿饼焙干研末煎汤送归脾丸。

小便多，肾气汤加益智仁、白果。小便短，六味汤加木通、车前。痔疮疼，生四物汤加槐花、熟军治之，外治方以新瓦片焙干，龟壳研末擦之。

肾管疼，先用萆薢分清饮加知柏，后肾气汤治之。

痢脉[①]，治法与胃脉数同，须分寒热二证治之。

多欲，知柏六味汤治之。

脱肛，平胃散加枳壳、大黄治之，此证分热分虚二证，脱半边为热，全脱为虚。小儿脱肛，用乌梅、广子煎汤，烧土醮淬入服。全脱则为虚极，六脉俱数，但数须须有伦，若无伦则为覆溢脉，即属不治之证矣。

---

① 脉：据文义应作"疾"。

卷 下

大凡看伤寒之证，诊脉切要小心，用药必须胆大，何也？脉与舌已合一证，阴阳审之不差，当桂附则用桂附，当大黄则用大黄。既已小心审真，何必畏首畏尾？但病已危至七八分，要问何人做病主，若主人信任诚敬，虽病危必当细心权求以调理之，或可以回生也。凡伤寒寒邪一除，即为病愈，六脉平静者即是邪气已尽。若六脉微洪，是邪气未尽，或冷邪热邪，再以右尺脉分之，是阴是阳，又做区处，方为吉兆。愈后病人必弱，当用补剂养之，不可乱下攻发之剂。病愈后思食油荤，多忌几日为上，切不可急与食。忌梳头、洗衣及出外闲游，忌房事，忌劳动，忌喜怒哀乐、忧愁思虑，一切生冷酸辣面食等物宜专忌，切切。

尝读仲景书，止言舌白、苔滑，并无黄黑刺裂，至《金镜录》，始集三十六舌图。迨后《观舌心法》，广至一百三十有七，何后变证之多若此！宁知伤寒自表传里，舌苔必由白滑而变他色，伏①邪瘟疫等热毒自内达外，一病便见黄黑诸苔也。观仲景书论中，一见舌色白滑即为难

---

① 伏：《伤寒舌鉴》前有"不似"二字。

治，安知①而治变者乎？仲景止言白苔已见一斑②，后人无先人治未病之源③，不得不反复辨论，苦以启愚蒙。至若邪气入里，其虚实寒热之机必观于舌，非若苔④法之隐而不彰也。况阴极格阳⑤，多有假证假脉，惟验于舌上苔色之黑黄、红白、滑燥、厚薄，昭然若冰鉴，无所遁形。由是取《观舌心法》，正其错误，削其繁芜，汰其无预于伤寒者，而参入家大人治验，共一百二十图，命曰《伤寒舌鉴》。此石顽老人序也。

舌苔之变，不独伤寒有苔，杂病皆然，瘟疫之证尤甚。杂病观舌又与伤寒不同，杂病有红、白、黄三证之分，红属火，白属寒，黄属食，又属湿。遇此证须小心用药，红舌不可用热药，白舌不可下凉药，黄舌不可下补药。

伤寒分阴阳一定之法，以眼与嘴唇视之。若眼红嘴唇红焦，人必以为阳证，不知此乃阳出于外，阴入于内也。故眼红唇红焦，右尺脉必微弱，舌必有浆，苔白，鼻息冷，所谓阴入于内也明矣。如眼青唇青，人必以为阴证，不知此乃阴出于外，阳入于内，故眼青唇青，右尺脉必洪紧，喜水，舌必燥而红黑，鼻息热，脚底热，是阳证，阳

---

① 知：《伤寒舌鉴》作"有失治"。
② 斑：《伤寒舌鉴》后有"不烦琐屑"字。
③ 源：《伤寒舌鉴》作"势"。
④ 苔：《伤寒舌鉴》作"脉"，义长。
⑤ 阳：《伤寒舌鉴》后有"与邪热郁伏"字。

入于内也明矣。再者伤寒至六七日，门牙必焦黑，舌必有黑苔，须洗之，洗去可救，洗不去不可救，盖肾气将绝也。大抵伤寒必皆以忌油为要。

伤寒传经在太阳，则六脉必浮洪；传在阳明，则左右关尺两脉必洪紧；在少阳，则左尺与右关尺必紧；在太阴，则六脉必浮空；传在少阴，则六脉必微弱；传在厥阴，则肝脉必极浮。至传里则邪入于大肠矣。于此细心分，是阳邪传里则右尺必洪而紧，是阴邪则右尺必弱，须细审之。

《伤寒论》云：脉静者不传，脉数急者为传也。数急即紧字之变文，至传入三阴，有阴化阳化，有火闭寒闭，须兼望闻问而详审明辨，不得率尔操觚①。

伤寒一证，表里须要认得清楚，切不可妄表妄里，何也？仲景曰：阴盛宜汗，阳盛宜下。阴盛阳虚，汗之则宜，下之则死；阳盛阴虚，下之则宜，汗之则死。何以分之？左关尺浮紧者为阴盛，右关尺浮紧者为阳盛；阳盛舌红黄，阴盛舌白有浆。以此辨之，自不误人。若误表则变为结胸，误里则变漏底②。

伤寒证，古人以一日太阳、二日阳明、三日少阳、四日太阴、五日少阴、六日厥阴、七日传里乃伤寒定例不可

---

① 率尔操觚：语出晋·陆机《文赋》："或操觚以率尔，或含毫而邈然。"本谓文思敏捷，成文迅速。后指草率成文。

② 漏底：下利甚至泄利不止。

移易之法。岂知世风日下，今人多虚，不似古人之实。如患伤寒，多有一患病即入少阳少阴者，又何尝分一日太阳之说？所以学者遇此证，切不可拘于一日太阳、二日阳明、三日少阳之说以误人，惟当诊其脉在何经、舌有何苔，而以何证何苔主之。至于轻则伤风，重则伤寒；伤风鼻塞，伤寒鼻通；伤风之舌亦有黄白，但伤寒之舌必有苔痕，伤风则无苔滑，以此观之自有别矣。其按日传经之证，十中或有一二，而又逆传者亦或有之，当以脉与舌为主，其顺传逆传之证，亦阴阳易判也，岂必拘拘于少阳胆经、少阴心经之说？是阳证脉必浮紧，舌必干燥；是阴证舌必滑而有浆，脉必微弱。所谓热甚则脉疾，寒甚则脉迟；虚则无力，实则有力。学者于右尺脉中将此四句体贴一番，自知伤寒之阴阳矣，何必疑议纷纷而分太阳太阴之说，游移不决哉？再伤寒病或出鼻血甚好，是病将愈者矣。

白苔总论

伤寒邪在皮毛，初则舌有白沫，次则白涎白滑，再次白屑白疱。又有舌中、舌尖、舌根之不同，是寒邪入经之微甚也。舌乃心之苗，心属南方丙火，当赤色，今反见白色，是火不能制金也。初则寒郁皮肤，毛窍不得疏通，热气不得外泄，故恶寒发热。在太阳经则头痛，身热，项背强，腰脊痛；传至阳明经则有白屑满舌，虽证有烦躁如脉浮紧者，尤当汗之；在少阳经者则白苔白滑，小柴胡汤和之。胃虚者，理中汤温之，如苔白色少变黄色，大柴胡、大小承气分轻重下之。白苔亦有死证，不可忽视也。若变至黑苔，当以有浆无浆分之。

名声按：《内经》曰：舌乃心苗。足少阴肾经之络系舌端，足太阴脾经之络挟舌旁，足厥阴肝经之脉循阴器络于舌本，舌虽心苗，肝脾肾有络系焉。伤寒舌苔白乃寒邪，初入于经而色现于舌也，不得以金之白色为论。

总论备载太阳经形证而未及载阳明少阳，余表而续之。阳明目痛，鼻干，不眠，自汗出，仍有发热恶寒，或有恶热。少阳耳聋，胁痛，寒热往来，口为之苦。其三阳经之形证，只要有一二证现即是，不必以全具为定，阅者当知。

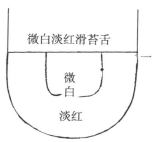

寒邪初入太阳，头痛，身热恶寒，舌色微白，有津，香苏散、羌活汤之类发散之。此舌六脉浮紧而洪，乃太阳证也，头痛身热，小柴胡汤主之，其六脉洪，按之而无力是虚，寒入少阴证也，须羌防建中汤主之。

名声按：初节太阳证，若是正伤寒证，当用麻黄汤。

次节六脉浮紧而洪，仍是太阳证，或用羌活汤，香苏散亦可。若小柴胡汤，乃少阳经和解之药，不得施于太阳证也。三节气虚伤寒，用羌防建中汤，正合仲景建中之法。此仍是太阳经病，不过因正虚而用建中之法，不得扯为少阴证也。

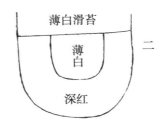

此舌乃太阳里证之舌也，二三日未曾汗，故邪入丹田渐深，急宜汗下之，或太阳少阳合病，有此舌，柴胡桂枝汤主之。此舌两尺脉必浮紧，两寸脉必浮弱，两关脉紧，若不出汗将变为黄，用柴胡桂枝汤得其大体。若服之病不减，必变黄色，宜下之，下药中加消食之剂以解之。

名声按：若太阳里证，属膀胱，小便赤而少，恶寒轻而恶热甚，此舌变黄，论下亦当审视，实有应下证方下，否则和解清理可也。应下证或腹满、腹痛、大便数日不行或转矢气可下也，即用下法当分轻重缓急，大抵伤寒应汗，则寒从外解，失汗则传里化热，应下则以存津液，失下则热极伤阴。又过汗亡阳，而气因散离，下早伤阴，兼引邪内陷，是以汗下之法当合其宜则善矣。

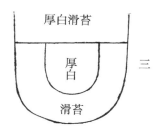

厚白滑苔

厚
白

三

滑苔

病三四日，其邪只在太阳，故苔纯白而厚，却不干
燥，其证头疼发热，无汗，脉浮而紧，解表自愈。此舌其
脉虽浮而紧，左尺按之而疾，右尺按之而无力，解表之法
固不可移，但此证系是水亏阴虚，邪热乘虚而入阴分，故
苔厚白，治法又以理阴却邪为主，若右尺渐弱，加附子，
若一二服，苔不尽除，重加附子、肉桂各三钱。

名声按：此苔之辨，着意在于滑字。本文阴虚邪热入
于阴分，又以理阴却邪为主，愚意当以理阴汤合小柴胡汤
主之。若右尺渐弱，是阳分兼虚，又当以张景岳大温
中饮。

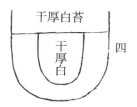

干厚白苔

干
厚
白

四

病四五日，未经发汗，邪热渐深，少有微渴，过食生
冷，停积胃中，荣热胃冷，发热烦躁，四肢逆冷，而苔白
干厚，满口白屑，宜四逆散加干姜。此舌照前舌治之更
好，若不愈，用独阴汤，熟地四两或半斤独一味浓煎，临

服入姜汁一杯，必汗，阴转自愈，若右尺微弱，加附子一二钱。

名声按：既过食生冷，停积如胸膈胀满，于四逆散中加枳朴、曲麦。若痞硬，胸痛，腹痛，脉实，当以备急丸下之。次节用独阴汤加附子，在于右尺微弱，内无胀满方可。此舌瘟疫、风温证中多有，若发热，烦躁①，面目赤色，口气热思冷，四肢厥逆，又属阳厥，宜清宜下当辨之。

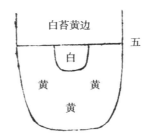

舌中见白苔，外有微黄者，必作泄，宜用解毒汤，恶寒者，五苓散主之。此舌两尺洪疾，左右寸关四脉浮，照主治最妥。

名声按：此舌中白外微黄，必作泄，夫白为寒，外微黄则热为未甚，泄为内不实，岂宜用解毒汤苦寒之剂？又云恶寒者，五苓散主之，夫恶寒为表邪未罢，岂宜用五苓利内热之剂？此必传写错误。据愚意，中白边微黄，必作泄，乃寒热兼半，脾虚作泄，当以理中汤合小柴胡汤主

---

① 躁：原作"燥"，据文义改。

之，如恶寒，当以桂枝汤加黄芩主之，后一论两尺洪疾，左右寸关四脉浮，此表里皆病，实则大柴胡汤，虚则小柴胡合理阴汤。

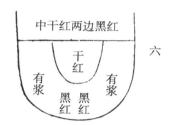

此是水亏极，邪火盛劲，陵心火，心现干红君退位之象也，不急救君，则臣夺君矣，急用黄连附子泻心汤。此舌左寸脉浮洪，右尺脉浮紧，按之上右寸关，因尺脉浮紧数，亦因之而浮洪，不急泻其心中之虚火，相火何由而得平乎？或以理阴汤加焦黄柏。

名声按：此舌审是实火，当用犀角地黄汤加黄连、麦冬。如虚火当用六味地黄汤合生脉饮。

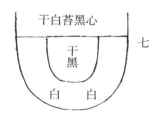

此阳明腑兼太阳舌，其苔边白，中心干黑者，因汗不彻，传至阳明所致，必微汗出，白虎汤。不恶寒，脉沉

者，可下之，如一二①日未曾汗，有此舌必死。此舌六脉俱浮洪，按之而空，独右尺脉按之而反加紧疾，左尺按之而迟疾，表下俱不可，只可滋阴还阳，用大剂肾气汤加鹿茸、龟板，愈可一二。此乃阴极似阳之证，其人必昏愦不渴，如若口渴饮水数升又当别论。用米泔水、老姜洗舌，舌上苔若能洗去底现白，服金匮汤宜矣，若白苔难去底现红色，用犀角地黄汤，此证宜小心。

名声按：此云太阳阳明合病，当审脉证形证，虚实主治。此舌六脉俱浮洪，按之而空，至其人必昏愦，是一节，用肾气汤加鹿茸，此阴极似阳，阳将离根，以回阳救急主治。若口渴饮水数升又当别论，如喜饮极热水，仍用肾气汤，若喜饮冷水，是阴虚津耗，用六味汤、生脉饮，饮热饮冷又当分辨。用米泔水、老姜洗舌底现白，用金匮汤宜矣，若现红，据前脉象不若用六味生脉为佳，若现深红，口热，犀角地黄亦可。

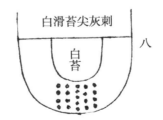

此阳明腑兼少阳舌，三四日自利，脉沉者生脉散，弦数者死，如有宿食，用大承气汤，十可全二三。此舌

---

① 一二：《伤寒舌鉴》作"二三"。

六脉俱微沉，又当细心分左右、尺脉疾迟、有浆无浆。有浆者阴，无浆者阳，阴阳自明矣。是阴以阳药投之，是阳以阴药投之，自不误人。若肝脉一吸一至，又四五吸不至者，不治。无浆用理阴汤加焦黄柏，有浆理阴汤加附子治之。

名声按：此苔若不干不滑，灰刺如腻，舌中俱有或有兼微黄者，属积滞，厚则滞重，薄则滞轻，当审胸腹或满或痛拒按，当以枳朴、楂曲、莱菔、木香消之，重则承气汤下之。小儿热病有积常有此苔，非推荡不痊。

案：一小儿吐泻十余日，和胃温中消导不效，有云将起慢脾，用大补温热愈剧，乳食不进，羸瘦不堪，细审腹坚拒按，舌苔灰白如腻甚厚，用下积丸，一服打下积滞浊垢碗许而愈。

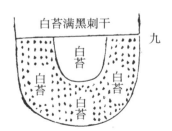

白苔中满，生干芒刺，乃少阳之里证也，不恶寒反恶热者，大柴胡汤加芒硝急下之，然亦急①证也。无浆，理

---

① 急：《伤寒舌鉴》作"危"。

中汤加熟军、枳实下之，有浆，理中汤加附子。此舌厥证也，厥者昏愦也，其六脉俱微而急，其厥有阴有阳，是阳厥有时而省，是阴厥常不省，阳厥有时而热，阴厥常冷不热，至循衣摩被，何以分之？一照舌上左右、尺脉疾迟、有浆无浆分之，自然阴阳昭然明矣，分阴阳下药，然有治有不治法，宜以肝为主。

名声按：阳厥是阳证，宜凉，阴厥是阴证，宜温，阳厥脉有力而实，阴厥脉无力而虚。后一句"宜以肝为主"，肝为厥阴，属木主筋，肝木乘土，胃气不达，故厥阴证多厥逆。此舌系白苔黑刺，余见白苔白刺，不滑不干，其人脾虚感冒兼受暑湿，患发热头痛，吐泻数日，前医用藿香正气、六合定中等剂不应，余用香砂六君子汤加苏梗、防风、干姜、扁豆而愈。

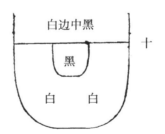

白苔中黑，为表邪入里之证，大热谵语，承气等汤下之，倘食后发热或痢不止者，难治。此舌六脉浮空虚极之证，舌中心黑，水不能称土也，其黑是假黑，不可以伏阳证，治之须小心，看其人脉迟疾或伏阳不伏阳，细心审之，问其人之口渴不渴，审其证之虚实，方可用药。若口渴，是伏无疑矣，又须视其人之神气用药，若神气旺，大柴胡汤，神气弱，用枳实理阴汤加附子治之亦可。

名声按：首节白苔中黑为表邪入里之证，大热谵语用承气等汤，愚意虽黑而苔白，犹多为表邪未尽，当宜大柴胡汤，要脉实证实方可议下。次节六脉浮空虚极之证，口当不渴，即渴思饮热汤，外虽发热而内无热，精神倦怠或昏沉，乃属阴证也，宜六味回阳饮。表邪未尽，大温中饮。若伏阳证，脉虽沉细而数有力，神虽昏晕而气粗壮，谵语声高，烦渴饮冷，大便结，用承气汤或大柴胡汤，不结用泻心汤。

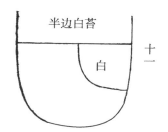

白苔见于一边，勿论左右，皆属半表半里兼，宜小柴胡汤，左加干葛，右加茯苓，有咳嗽引胁下疼而见此舌，小青龙汤。夏月多汗自利，用人参白虎汤。此舌六脉轻按之浮洪，重按之微弱，乃感寒之证，周身骨节疼痛，治法宜去寒而用羌防建中汤一二服愈。古人以为火证用柴胡汤，今人即是寒证，切不可用小柴胡汤。

名声按：病在半表半里，咳嗽引胁下痛，是挟痰饮留滞，于小柴胡汤中加小陷胸汤或苏子降气汤，甚则加葶苈子散或佐理气药。如六脉浮洪，重按微弱甚至豁空，属正虚邪甚，或补中益气汤或升阳益胃汤助正托邪，此东垣先生之法也。

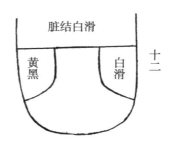

或左或右，半边白半边黑，或老黄者，寒邪结在脏也，黄连汤加附子，结在咽不能语者，宜生脉散，四逆汤可救十中一二。此舌六脉微而紧，其病人必烦躁口渴，有时谵语，宜下，但恐寒结湿结，未分真的，当细诊左尺有力无力，又问病人腹痛不痛，若不痛则食结，然痛分三结证，痛于胃脘为火结，痛在脐下为食结，痛于小腹下为海底疼，是寒结。

胃脘疼方

杭芍二钱　炒栀一钱　苍术一钱　厚朴一钱　陈皮一钱将军二钱　枳实一钱　炙草一钱　姜引

食痛方

苍术一钱　广皮一钱　厚朴一钱　枳实一钱　香附二钱焦楂五分　沙参二钱　白术二钱　黑姜一钱　麦芽二钱　神曲二钱　炙草一钱

海底方，附子理中汤，金匮肾气汤，若只腹痛口渴而左尺脉有力，大柴胡主之。

名声按：老黄色乃热结非寒结也，用黄连汤，岂寒结用寒药乎？及内加附子乃仲景佐使法，如用凉药治热，恐热邪格拒，少用热药引导凉药，方得到其病所。痛在小腹下，亦当分辨照上文察两尺无力，小便清白方用本方，若两尺有力，小便黄赤又不当作寒结治。胃脘痛亦有因寒结气结食积，又当辨之。

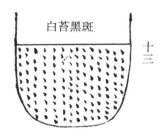

白苔黑斑

十三

白苔有黑小斑点既①生者，乃水来克火，如无恶证，以凉膈散、承气汤下之。此舌六脉俱沉，当以有力无力辨之，照前法洗之，亦视其舌底之红白、尺脉之迟疾，照前法下之可也。

名声按：前论如无恶证，以凉膈承气汤下之，亦当审内热，果实方可议下后论。此舌六脉俱沉，当以有力无力辨之，后云照前法下之，其下又当审脉之有力沉实方可下也，若脉无力不实不当照前法。

① 既：《伤寒舌鉴》作"乱"。

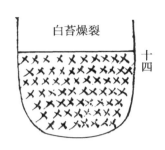

白苔燥裂

十四

伤寒胸中有寒，丹田有热，所以舌上白苔，因过汗伤荣，舌上无津所以燥裂，内无实热故不黄黑，宜小柴胡汤加芒硝渐利之。此舌六脉沉疾，身热不退，喜水而又不多饮水，若不急救必至亡阴，宜以大剂救阴汤主之或大剂八仙长寿汤加焦柏、知母亦可。

救阴汤方

党参五钱　熟地五钱　秦归三钱　浙冬一两　北味三钱
山萸肉二钱　鹿茸二分　龟板五钱

用桑叶二十个，姜引。

名声按：因过汗伤荣，舌上无津所以燥裂，内无实热，当主和荣回津法议，当归四逆散加麦冬。此舌六脉沉，急下当加无力二字方合救阴汤法。

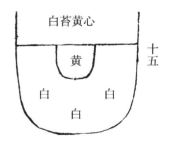

白苔黄心

十五

黄

白　　白

白

此太阳经初传阳明腑舌也，若微黄而润，宜再汗，待苔燥里证具，则下之，若烦躁呕吐，大柴胡汤加减，亦有①淡黄水沫②稀粪者，大承气汤下之。此舌六脉俱浮洪而右关独紧，先生用柴胡大承气汤，在今觉其过烈，余每用理中汤加枳实、神曲，服至一二服，稳妥再加麻仁、桃仁亦可，如年老用六味加麻仁、桃仁、秦归、苁蓉治之。

名声按：本文亦有淡黄水沫稀粪者，大承气汤下之，其候要有谵语、烦渴、饮冷、转矢气者，肠中有燥粪可下之，若无谵语烦渴，不转矢气，必无燥粪，不当下也。转矢气谓放屁。六脉浮洪要有力，虽有表证而里证已实，柴胡承气方可，若用理中汤加枳曲，要浮洪无力，内无热证方可。如大便血虚不润而闭，方加麻仁、桃仁，年老用六味加桃仁等味，亦因肠枯燥结而设。

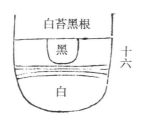

舌苔白根黑，火被水来克，虽用下药，亦难见效。此舌看其脉有力，庶可治，无力不可治。须小心照前舌法，审其尺脉，看苔上有浆无浆，洗之而舌底是红是白，分其

① 有：《伤寒舌鉴》后有"下"字，义长。
② 沫：《伤寒舌鉴》后有"无"字，义长。

阴阳，方可用药。如洗后舌红，属阳无疑，若其人之秉气弱，不可遽用攻下药，只可理中汤加枳实、麻仁，六味加秦归、苁蓉或补中汤之类加焦柏治之。

名声按：敖氏论舌，白苔根黑，必有身痛兼恶寒，如饮水不至甚者，五苓散；自汗渴者，白虎汤；下利者，解毒汤。此亦危证也，附录后以备参阅。愚意身痛恶寒，防表邪未尽，必当察形证表里虚实，参合而酌之，庶可用药。

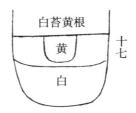

邪虽入里而尖白根黄，不可用承气汤，宜大柴胡汤加减，下之后无他证，安卧神清可生，倘再变证则凶。左关脉浮紧，右尺微弱，用理中汤加火麻、枳实、桃仁各二钱下之。

名声按：根黄尖白，邪虽入里，病在半表半里之间，当和解之剂，内果热实，方可议下。后论用理中汤加麻仁等味。愚意用理阴煎加味，益阴温里，以左关脉浮紧，右尺微弱，理厥阴命门之燥也。

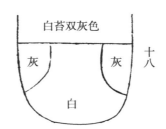

此夹寒冷食舌也，七八日后见此舌而有神①津者可治，理中汤、四逆汤选用，无津不可治。如干厚见里证则下之，得泻而灰色去者，安矣。此舌亦当审其尺脉缓急，方可用药。

名声按：此灰白舌有案在第八灰舌后，当参看。

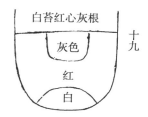

舌尖白心红而根灰黑，少阳邪热传腑，热极而伤饮冷也，如水停，津液因结而渴者，五苓散，自汗而渴者，白虎汤，下利而渴者，解毒汤。黑根多而白尖少，中不甚红者，难治。此舌左尺脉微弱而疾，是邪入肾经，五苓散治之，如不愈，独阴汤更妙。

名声按：自汗而渴，自利而渴，主白虎、解毒二治，要胃腑阳明热聚方可，如渴而不甚，虽渴不喜冷热，尚未实，又当斟酌。设阳明病而其人阴分素亏而热不实者，用白虎汤不应，每用六味地黄汤加玄麦获效，以其滋阴液以济胃阴也。此舌左尺脉微弱而疾，是邪入肾经，愚意用五苓不若用六味稳当，细玩尺脉微弱四字便知。

① 神：《伤寒舌鉴》无。

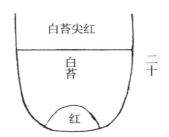

满舌白滑而尖却鲜红者，乃热内盛而后感寒，寒入少阳经也，小柴胡汤加减。如不愈，用羌活建中汤治之，理阴汤煎亦可。

名声按：小柴胡汤和解少阳之寒热也，用羌防建中汤必兼阳虚，用理阴汤煎必由阴虚。

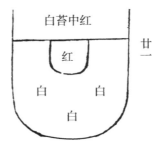

此太阳初传经之舌也，无汗发汗，有汗①解肌，亦有少阳经者，小柴胡汤加减治之。如不愈，人参败毒散亦可，羌防建中汤愈妙，理阴汤亦可。

名声按：用小柴胡汤要少阳证具，用人参败毒散要太阳证具，用羌防建中汤是太阳证，因其人正气虚，用理阴汤是少阴证，其人阴分虚，用此四汤当分别各证方可。

---

① 有汗：原脱，据《伤寒舌鉴》补。

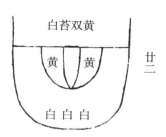

白苔双黄

黄　黄

白　白　白

廿二

此阳明里证舌也，黄乃土之色，因邪热上攻，致令舌有双黄，如脉沉，恶热，转矢气烦躁者，大柴胡汤、调胃承气汤以下之。阴阳汤尤好。

名声按：脉沉当兼数而有力方可议下，如沉而无力又当别议。

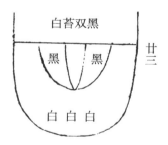

白苔双黑

黑　黑

白　白　白

廿三

白苔中见黑色两条，乃太阳少阳之邪入于胃，因土气衰绝，故手足厥冷，胸中结痛也，理中汤、泻心汤选用。如邪结在舌根，咽嗌不能言者，死证也。如喘，犀角地黄汤亦可。

名声按：理中汤以热治寒，泻心汤以寒治热，选用二字要分寒热主治，不可混淆。

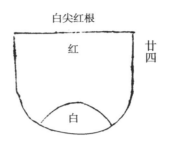

白尖红根

红

廿四

白

舌尖苔白，邪在半表半里也，其证寒热，耳聋，口苦，胁痛，脉弦，小柴胡汤和解之。解后热不退，羌防建中汤主之。

名声按：舌尖苔白，下当有根红二字方合舌图。

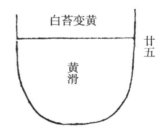

白苔变黄

黄滑

廿五

少阳证罢，初见阳明里证，故苔变黄，兼矢气者，大柴胡汤下之。此舌阳明寒湿，命门无火，邪入庚金，寒结而不能出，急用大剂附子理中汤加熟军、枳实治之。

名声按：首节少阳、阳明合病兼矢气者，便实也，而必兼有实热证具，大柴胡正治也。次节此舌阳明寒湿，命门无火，邪入庚金，寒结而不能出，用理中汤当加巴霜，不当用熟军，然要审视无火寒结方可，不然舌已变黄，恐有伏热，则难用温下矣。

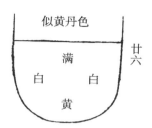

似黄丹色

廿六

满

白　　白

黄

　　此舌满白变黄，似黄丹色，六脉微而伏，左三部更伏，似有似无，此阴极似阳之证，以理中汤加附子、大黄、枳实、姜、枣治之，方可复元。此舌先生言阴极似阳之证，急用大剂附子理中汤，自余观之伏脉有二，阴伏阳伏，大剂附子理中汤加熟军、枳实、神曲更好，若面目俱黄者，加茵陈。

　　名声按：阴极似阳，不结不当下，下用巴霜，不当用大黄，必当审的。阴极形证，其阴极似阳，面虽红而似桃花色，口虽渴而喜极热汤，脉虽伏而微软，口气或冷，语言或微，当温其阳。阳极似阴，面虽青而唇红紫，外虽恶寒而内烦热，渴欲饮冷，口气粗热，小便赤色，脉虽伏而有力，当清。阳伏脉数是热证，必当审其热病之形证，阴伏脉迟是寒证，必当审其寒病之形证。

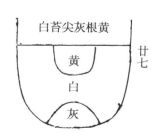

白苔尖灰根黄

廿七

黄

白

灰

此太阳湿热并入于阳明也，如根黄色润，目黄，小便黄，茵陈汤加减。如不愈，五淋散加茵陈、黑姜主之，气喘者，犀角地黄汤主之。

名声按：目黄小便赤，是失汗，热郁脾湿而成湿热发黄。若目不黄，又当别议主治。血虚之人身面黄色，有似湿热发黄证，但目珠不黄，其黄色与湿热之黄有不同，当细观之。

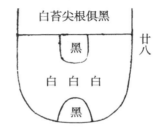

此舌尖根俱黑而中有白，乃金水太过，火土气绝证①内，虽无凶证，亦必死也。须看六脉有力无力，有力者可治，须照前洗舌方，又以右尺脉定之，方可用药，有浆，附子理中汤，无浆，理中汤加大黄、枳实治之。

名声按：六脉有力亦当审形证，或寒或热，寒依本方理中主治，热当量轻重和解，若六脉无力，右尺微弱，当救阴固阳，六味回阳饮主之。

---

① 证：《伤寒舌鉴》作"于"，义长。

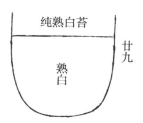

纯熟白苔

熟白

此舌白苔老极，与煮熟相似，心气绝而肺气乘于上也，因食瓜果水湿生冷①等物，阳气不得发越所致，为必死候，用理中汤加枳实，或稍有生者。亦必以有浆可治，无浆不可治。六脉俱微而无力也，急用附子理中汤，十四味建中汤俱可，大剂理阴汤加附子亦可救之。

名声按：此苔不惟心绝，而脾亦将败，足太阴之脉挟舌本也。

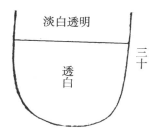

淡白透明

透白

三十

年老胃弱，虽有风寒，不能变热，或多服汤药，伤其胃气，以致淡白而透明，似苔非苔，宜补中益气汤加减治之。或十全大补汤加鹿茸、龟板、枸杞、浙冬、北味，稍愈，加附片亦可。少年用理阴汤煎加附片。

名声按：虽有风寒不能变热，乃脾阳大虚，相火衰

① 水湿生冷：《伤寒舌鉴》作"冰冷"。

愈，理中汤或大温中饮。此淡白苔亦有失血证似此，但白是舌之本色，非有苔之白也。此舌寒极也，如六脉俱迟，附桂理中汤治之，或理阴煎加桂附亦可。若脉按之重而急者，二方中加熟军、枳实。

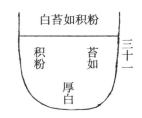

白苔如积粉

积粉　苔如　三十一

厚白

此苔乃瘟疫初犯膜原也，达原饮，见三阳表证，随经加柴胡、葛根、羌活，见里证，加大黄。

名声按：如此苔胸腹胀满，或坚或痛，是有积滞，当加荡涤之剂。

黄苔总论

黄苔者，里证也。伤寒初证无此舌证，传至少阳经，亦无此舌，直至阳明腑证，胃中火盛，火乘土位，故有此舌。当分轻重泻之，初则微黄，次则深黄有滑，又次则干黄焦黄也。证有大热，大渴，谵语，便秘，痞结，自利，或因失汗发黄，或蓄血如狂，皆实[①]热火盛，小便不利所致。如目黄，茵陈汤、五苓散、栀子柏皮等汤，如蓄血在下焦，用抵当汤。凡血证见血则愈，切不可与冷水，饮之

---

① 实：《伤寒舌鉴》作"湿"。

必死。大抵舌黄证虽重，若脉沉者，土中有气也。下之则安，脉弦下痢，舌苔黄中有黑色者，皆危证也，治法宜阴阳汤主之。

名声按：黄苔，伤寒初起本无此舌，若温热、风温、暑证初起亦有此舌，但黄而薄，色不深，亦有白者不等。其微黄有表邪不解者，有上热下寒者，有虚热者当察脉状形证如何，口腹喜冷喜热，大小便利与不利，或清或黄，不得一概以热而论，以泻而治也。余尝阅历甚多，故辨于此。

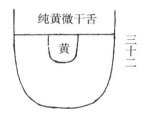

纯黄微干舌

黄

三十二

舌见黄苔，胃热之极，土色见于舌也，急宜调胃承气汤下之，迟则恐变黑，难治。此舌有关尺俱紧，用调胃承气下之，下后关尺平静则用理中汤，倘下后仍不平静，再用一二剂亦可。若舌上有浆，以承气汤加附子一二钱，此为阴阳汤，既用大黄，如何又用附子？盖舌黄为食重，不得不用大黄也，舌上有浆是带阴二三分，独用大黄以理之则不能下，故加附子以温之。经曰：寒证见热。此之谓也，宜细味之。

名声按：此舌不急下，恐变黑色，亦不尽然，如用攻下必察里证实具方可。据云，下后关尺平静，法当调理，何得遽用理中汤温之？其调理用六君子汤或异功散，况前云胃热之极，虽下后热减，亦不得骤用温药之理，此恐传写错误。

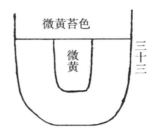

微黄苔色

微黄

三十三

苔微黄而不燥，表邪失汗而初传里也，用大柴胡汤。若身目俱黄，用茵陈汤。若不愈，用五苓散摅①之或柴胡汤主之亦可。此舌水停于胃，水谷不分，故胃家湿而舌见微黄，水摅则湿去，湿去则病除，所以用五苓散主之。

名声按：苔微黄不燥，不因失汗，乃半表半里证也，还是小柴胡汤为是，看有兼证加减可也，仲景小柴胡汤中有加减法，若身目发黄，当从本论之。此苔有辨，在舌黄总论后当参看。

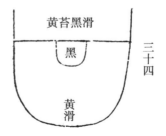

黄苔黑滑

黑

黄滑

三十四

舌黄而有黑滑，阳明里证具也。若不干燥亦当下之，后身凉、脉静者生，大热、脉燥者死。此舌用理中汤治

① 摅（shū 书）：散也。引申为解除。

之，后用附子理阴煎，如不退，用大剂附子理中汤主之。

名声按：此舌若不干燥亦当下之，乃实热证也，有不当下而当清凉者，总要兼脉状形证，审实有下证，方可议下。后一节用附子理中等汤，务要审是，阴极似阳，假热外露，真寒内蓄方可用，不然阳甚之苔而用辛热之药下咽，必死。

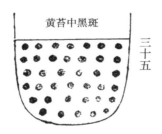

黄苔中黑斑

三十五

黄苔中乱生黑斑者，其证必大渴，谵语，身无斑者，大承气汤下之。如脉涩，谵语，循衣摸床而身黄斑黑者，不治。下稀黑粪者，死。此舌六脉无力，有力者可治，须照前法洗之，洗后是阴是阳，舌与脉相对，方可以下药。大抵以理阴煎投之，不愈，方用桂附理中汤主之。此乃阴极似阳之证，若于得疾过汗，汗后方现此舌，乃是阳邪极盛，真阴敌不住阳邪，邪气入于肾家，治法专滋真阴之气，诸证自除，大便自利矣。

名声按：所论理阴煎投之不愈，方用桂附理中汤一节，要真是阴极似阳之证方妥。后一节过汗后方现此舌，治法专滋真阴，当用六味汤或一阴煎加元、麦、五味。

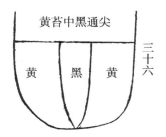

黄苔中黑通尖

黄　黑　黄

三十六

此黄苔中黑通尖者，乃火土燥而热毒最深也。两感伤寒必死，如不恶寒，口燥咽干而大便下利臭水者，可用调胃承气汤下之，十中可救四五。口干齿燥，形脱者，不治。若脉无力，急用附子理中汤，然要分有浆无浆，此舌六脉若有力，下则四五次亦可，以见黑粪为生，见血即死。

名声按：若脉无力，附子理中汤，要内有真寒方可，若水不济火，当用六味之类。

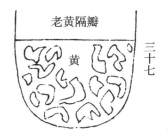

老黄隔瓣

黄

三十七

舌黄干涩而有隔瓣者，乃邪热入胃，毒气已深，燥而渴者，大承气汤。发黄者，茵陈汤。小腹痛有瘀血者，抵当汤。结胸，大陷胸汤。五苓散，或理阴煎，生脉散亦可。若见此舌，宜分有浆无浆，鼻息热，舌底红白以分阴阳。

名声按：抵当汤恐难用，当用代抵当汤代之，血蓄膀胱，小腹痛必硬满，要小便顺利清长，方是瘀血，又必兼发狂，若小便短涩黄赤，又是热蓄膀胱，当主猪苓汤、四苓散之类。

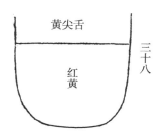

　　舌尖苔黄，热邪初传胃腑也，用调胃承气汤。如脉浮恶寒，表证未尽，大柴胡汤两解之。小柴胡、平胃散亦好。

　　名声按：表证未尽，不当用大柴胡汤，还是小柴胡汤为是。

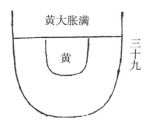

　　舌黄而胀大者，乃阳明胃经湿热也，其证必身黄、便秘、烦躁，茵陈汤治之。如大便自利而黄者，五苓散加茵陈、栀子、黄连、生草等治之。

　　名声按：如身目不发黄，凉膈散合平胃散治之。

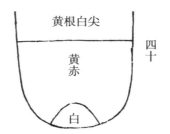

黄根白尖

黄赤

白

四十

尖白根黄者，乃表邪少而里邪多也，天水散、凉膈散合用，如阳明无汗，小便不利，心中懊恢者，必发黄，用茵陈汤治之。或用五苓治之，如不愈，枳实理中汤加熟军治之。

名声按：表邪少而里邪多，大柴胡汤尤妙。

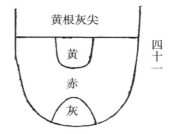

黄根灰尖

黄

赤

灰

四十一

舌乃火位，今见根黄尖灰，是土来侮火也，不吐不利，心烦而渴者，乃胃中有郁热者也，调胃承气汤①治之。有浆，用桂附理中汤治之；无浆，轻用五苓散，重用犀角地黄汤主之。

名声按：若自利，当用竹叶石膏汤。有浆，用桂附理中汤，亦当审的，此苔乃胃有郁热，虽有浆，不过热尚未实，一时不得遽用辛温，若审定是属胃寒，方可用也，若

---

① 汤：《伤寒舌鉴》后有"加黄连"三字。

是胃寒，其黄赤必淡也。

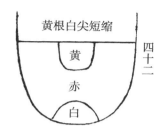

此舌根黄尖白而短缩硬，不燥不滑，但不能伸出。狂言多谵语烦乱，此痰与宿食占据中宫，大承气汤加干姜①主之。此方稳当视其有浆无浆，又当审尺脉是阴是阳治之。用药：

沙参三钱　白术二钱　大黄二钱　厚朴一钱　生甘草一钱

名声按：此舌乃心脾积热，若大承气下后不愈，当用犀角地黄汤加石菖蒲、贝母、僵蚕、钩藤、姜汁。

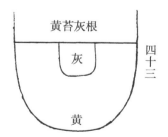

舌根灰色而尖黄，虽比黑根稍轻，如过一二日，亦黑也，难治，无烦躁，目直视。其脉沉而有力者，大柴胡汤加减。此舌必脉俱有力，重按之而空者是假阳，当以理阴

---

① 干姜：《伤寒舌鉴》作"姜半"。

汤主之，若重按之不空，方可用大柴胡汤。

名声按：此苔若厚而兼胸满或腹痛，是有宿食而兼湿热，宜小承气汤加曲、楂、苍术。

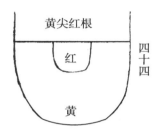

根红而尖黄者，乃湿热乘火位也，瘟热初起，病多有此舌，凉膈解毒等药消息①治之。此舌六脉应浮洪也，右关脉重按之疾，小柴胡汤主之，如不愈，大柴胡汤加枳实，理中汤加熟军。

名声按：若是瘟热，脉紧有力，达原饮主之；寒热交作，表里证具，三消饮主之；里实，三承气选用之；若脉无力，或和解，或清凉，当从轻剂。

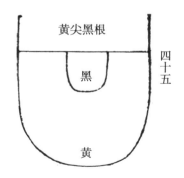

---

① 消息：斟酌。

黑根多而黄尖少，虽无恶证恶脉，而恐暴变一时，是胃绝故也。须以有浆无浆治之。

名声按：此舌脉实证，实亦有当下者，黄龙汤主之。黄龙汤乃大承气汤加人参。若脉弱、神昏，理阴汤或玄麦地黄汤，即六味地黄汤加麦冬、玄参以救阴为急也。

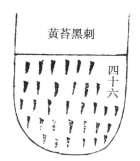

此舌舌根老黄极而中有黑刺者，皆失汗所致，邪毒内陷已深，急用调胃承气汤下之，十可保得一二。外加以洗法辨之，然后可以尽其情。

名声按：此舌由失汗，邪毒内陷，热极亡阴，若调胃承气汤下后不愈，可用泻心汤。

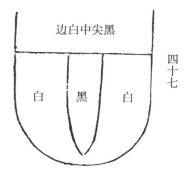

此舌用附子理中汤加生火麻、枳实、麦冬、焦柏，如

黄黑，去麦冬、焦柏，加生军治之。

名声按：此苔有表里不清用和解者，总以脉状形证分辨。余诊一男子见此舌苔，脉浮紧，右寸伏闭，恶寒发热，头痛肩痛，咳嗽气促，右胁引痛，鼻流清涕，又欲饮冷，此寒蓄肺部，热伏于中，余用苏沈九宝汤①加瓜蒌仁、防风、知母、香附、枇杷叶，二剂而愈。

苏沈九宝汤

麻黄　桂枝　薄荷　陈皮　桑皮　苏子　杏仁　腹皮甘草

黑苔总论

伤寒三②七日，舌见黑苔是危证，表证皆无此舌，两感一二日间见之，必死。若白苔上渐渐中心黑者，是传里伤寒之候；红舌之上见黑者，乃水来克火、火极似水、火过炭黑之理也。然有纯黑，有黑晕，有刺，有隔瓣底红瓣底黑者，大抵舌尖黑犹轻，根黑最重，若全黑，虽有神丹亦难救也。当以有浆无浆，及人之神光主之。

名声按：薛立斋验舌证法，口舌见黑色，水克火明矣，患此者百无一治，治者审之。薛立斋曰："余在留

---

① 苏沈九宝汤：据考证，此方当是宋代著作《苏沈良方》中的九宝散，"苏"指苏轼，"沈"指沈括，此书系佚名编者根据二人著作整理编撰而成。

② 三：《伤寒舌鉴》作"五"。

都^①时，地官主事郑汝东婿患伤寒得此舌，院内医士曾禧谓当用附子理中汤，人咸惊骇，遂止，莫能疗，困甚治棺。曾与之邻，往视之，谓用前药犹有生理，其家既待以死，拚^②从之，数剂而愈。大抵舌黑之证，有火极似水者，即杜学士所谓薪为黑炭之意也，宜凉膈散之类以泻其阳。有水来克火者，曾医士所疗之人是也，宜理中汤以消阴翳。又须以老生姜切平，擦其舌色稍退者可治，坚不退者不可治。弘治辛酉，金台^③姜梦辉患伤寒，亦得此舌，手足厥冷，呃逆不止，众医犹作火治，几致危殆。判院吴仁斋用附子理中汤而愈。夫医之为道，有是病必用是药，附子疗寒，其效可数，奈何世皆以为必不可用之药，宁视人死而不救，不亦哀乎？至于火极似水之证，用药得宜，效应不异，不可便谓为百无一治而弃之也。"

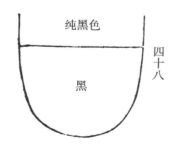

纯黑色

四十八

黑

① 留都：古代王朝迁都以后，旧都仍置官留守，故称留都。此指南京。

② 拚（pàn 判）：舍弃，不顾惜。

③ 金台：地名，指古燕都北京。

遍舌黑苔，是火极似水，脏气已绝，脉必滞结，一二日中必死，切勿用药。

此舌先生虽言切勿用药，亦当看其人之虚实、神气、眼光、饮食、饮水不饮水。如其不甚虚弱，神气尚在，眼光不散，人能饮水，以姜洗之，又定其尺脉之阴阳，定之真，亦可用药，十中可救一二。若定得有浆，底白，右尺脉微迟，用附子还阳汤可以救得，切不可用肉桂加大枣、老姜、红米引。

先君医一老人，由瘟证十余日，舌苔纯黑而润，谵言妄语，痰涎涌甚，气促，鼻准已歪，或时潮热，口渴引饮，小便短涩而痛，大便自利，六脉洪大无伦，重按豁空或五六至一止，其势大已垂危。细思形证，虽实而六脉空虚无伦，属阳盛阴衰，阴精将竭，津液告匮。王太仆^①谓：当寒不寒，是无水也，必得壮水之主以镇阳光。拟八仙长寿丹加牛膝、归、芍，四剂而痊。余诊一男子，满舌干黑，口唇开裂出血，六脉沉细缓而无力，身重难动，语言细微，不渴。余思此证阴极阳竭，阳光既没，如天地否塞，阴霾尽晦，又如寒冬冰凝，物皆干燥，唇裂亦由是也，必得阳光一振，否塞顿开，所谓益火之源以消阴翳也。用六味回阳饮大剂，二剂而愈，苔退身轻，后用十全大补汤数剂而痊。名声注。

---

① 王太仆：指启玄子王冰。

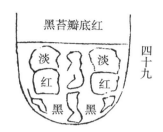

黑苔瓣底红

四十九

淡红 淡红

黑 黑

黄苔久而变黑，实热亢极之候，又未经服药，肆意饮食而脉伏，目闭，口渴，独语，谵语，妄走，遇此证必掘开舌苔，视瓣底红者，可用大承气汤下之妥当。

名声按：此舌谵语，妄走，举动捷便，狂证也，大承气汤甚妥，或犀角地黄汤、黄连泻心汤。若谵语声低，起动无力，属虚也，当从虚治。

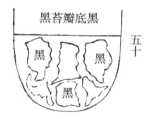

黑苔瓣底黑

五十

黑 黑

黑

凡见瓣底黑者，不可用药，虽无恶候，恶①脉亦暴绝，必死不治②。此舌六脉微弱，须看其眼光、神气、鼻息之冷热、脚底之寒热，用洗舌法洗之，视其有浆无浆，而以尺脉分阴阳，审之真，然后用药，十中或可救一二，药用附子还阳汤。

名声按：此舌主附子还阳汤，是水极似火之证，又或

---

① 恶：《伤寒舌鉴》无此字。
② 治：原作"知"，据《伤寒舌鉴》改。

火极似水，当从壮水之治，六味、生脉之类。此舌同纯黑相类，因有格瓣，较纯黑尤甚也。

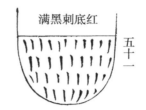

满黑刺底苔，干燥而生大刺，擦之刺手而响，掘开刺底红色者，心神尚在，亟下之可生。有肥盛多湿热之人，感冒发热，痞胀闷乱，一见此舌，急用大陷胸汤下之。六脉俱浮紧，用大承气汤主之。

名声按：黑刺红底，实则下之无疑。亦有虚者，水不制火也，察其脉证属虚，又当滋水降火。

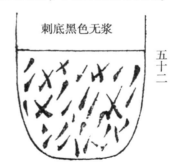

刺底黑色者，谓刮去芒刺，底下肉色俱黑也，凡见此舌，不必辨其何经何①脉，虽无恶候，必死不治。若两尺脉有力，眼光不散，以大承气汤投之，十中可救一二，或用通幽汤，大剂理阴汤加熟军治之。

名声按：此苔本属恶候，不治，后论若两尺脉有力，眼光不散，以大承气投之，所谓逐邪以存真气也。或用通幽汤，理阴汤加熟军，系固阴逐邪之意，愚意是舌病已极底，急将两仪汤大剂，以人参固阳，熟地救阴。若得阴阳不离，再议攻邪，或可希望挽回也。

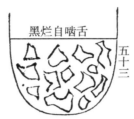

舌黑烂而烦自①啮，必烂至根而死，虽无恶候恶脉怪证，切勿用药。此舌恶极之证，设使六脉有底，用地黄汤投之，或十中可救一二，此舌必是阳邪伏于中，盖阳邪能食，阴邪不能食，用阴阳汤亦可。

名声按：岐伯曰，厥逆走上，脉气皆至也，少阴气至则啮舌，少阳气至则啮颊，阳明气至则啮唇，此恶候也。薛立斋用六味地黄汤，李东垣用神圣复气汤，如本论十中可救一二而已。

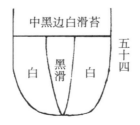

---

① 烦自：《伤寒舌鉴》作"频欲"。

舌见中黑边白而滑，表里俱虚，寒也，脉必微弱，证必畏寒，附子理中汤温之，夏月多食生冷而见此舌，宜用大顺汤，四逆冷香散主之。

余诊一妇人，年近五十，脉细数而紧，右寸沉伏，视其舌中黑边白，询其证恶寒发热，头痛肩疼，咳嗽清痰，咳则声促，鼻流清涕，渴欲思冷。愚意寒邪在表，何得舌中见黑？细思两尺无力是平素水亏火旺之体，今急则治标，用苏沈①九宝汤加天冬、知母、沙参二剂，而诸证悉退。用六味汤加天冬、人参数剂而安。此证在形证上察之而得知水亏火旺，又在渴欲饮冷上消息也。名声注。

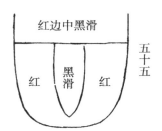

此舌黑有津，证见谵语者，必表证时不曾服药，不戒饮食，冷物结滞于胸胃也，虚人黄龙汤或枳实理中汤加大黄，壮实人用备急丸下之。夏月多有此舌，则以人参白虎汤主之。此舌火裹食之证，用枳实理中汤已佳，再加麻仁、桃仁、红花更好。

名声按：此舌若表证，时不曾服药，审其表证未罢，佐以和解，若冷物滞于胸中，当审胸膈硬满有无，有则当

---

① 沈：底本为"陈"，据文义此方名应为苏沈九宝汤，故改。

佐曲芽。若夏月用人参白虎汤，亦当审其烦渴饮冷方可，否则另审虚实主治。

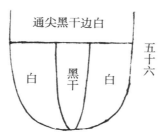

通尖黑干边白

白　黑干　白

五十六

两感一二日间，便见中黑边白厚苔者，虽用大羌活汤，恐无济矣。此舌六脉微弱，用理中汤、理阴煎，如不愈，加肉桂。

名声按：此舌脉实证实，内有伏热，亦当下之，调胃承气。若寒结，用化铁丹，否则本方理中、理阴为是。

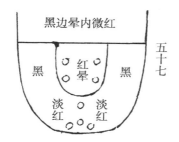

黑边晕内微红

黑　红晕　黑

淡红　淡红

五十七

舌边围黑，中有小红晕者，乃邪热入于心胞之候，故有此舌，宜凉膈散合大承气汤下之。强壮人宜本方妥当，如虚弱人，只宜枳实理中汤加火麻、桃仁、红花或大剂阴阳汤加枯柏。

名声按：此舌虚弱人或平素阴虚水亏火旺，宜六味地黄汤或生脉散，虚实当以脉证凭之。

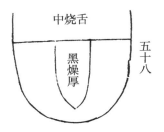

中烧舌

黑燥厚

五十八

舌苔中心黑厚而干，为热甚津枯之候，急用生脉散合黄连解毒汤解之妥当，或用犀角地黄汤亦好。如燥退而变白有浆，急用生脉散合理中汤治之。

名声按：此舌热甚津枯，清离滋坎汤甚好。

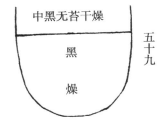

中黑无苔干燥

黑

燥

五十九

舌黑无苔而燥，津液受伤而虚火用事，急宜生脉散合附子理中汤治之。此舌看其有浆无浆，审其尺脉之虚实。凡黑色总以洗法，尺脉、鼻息、脚底并观其神气、眼光、肝脉，细细审之，自不误人。

伤寒八九日，过汗津枯血燥，舌无苔而黑瘦，大便五六日不下。此舌亡津过伤气虚，盖庚金枯燥，大便结，定不可用药攻之，只有可润之之方，用火麻四两、杏仁二两、芝麻二两共研末，调冷水摅渣入蜜调汁服。如大便能下，可治，后用六味汤加苁蓉、秦归，十中可救一二。如能生，方可用养脏汤药。

名声按：舌黑无苔而燥，津液受伤而虚火用事，八仙长寿丹加人参甚好。

注辨：诊尺脉之有力无力，是知肾命虚实；审鼻息之粗细冷热，是知上焦寒热虚实；审脚底之冷热，是知下焦之寒热有无，脚底冷是命火不足，底热阴火下注；神气眼光清朗为顺，目纯昏闷为逆；至于肝脉大而有力，属木燥失水滋养，当滋水柔木，若细而无力，肝肾两亏，精血虚耗，属亏损，当培补精血，仲景承气汤下热以救津液，炙甘草汤滋阴以存津液，虚实关头务宜审辨。

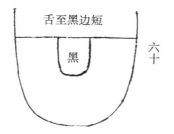

舌至干黑而厥阴热极已深，或填胸，中脘胀满所致，急用大承气汤下之可保，三服后便黄热退则生，便黑热不退则死。凡黑干短舌，如主人情悬专切，照前所言诸病细细审之。

灰舌色有阴阳之别，若真有①中阴经，则即时变灰色而无积，若热传三阴，必四五日表证罢而变灰色也。有在

———

① 真有：《伤寒舌鉴》作"直"。

根在尖在中，有津①舌俱灰黑，大抵传经热证，则苔黑苔干，皆当攻下泄②热，若直中三阴之灰黑无苔者，即当温经散寒。又有蓄血证，其人如狂，或瞑目谵语，亦有不谵语者，不知人事。如面黑舌灰者，当分③轻重以攻其血，切勿以冷水饮，领败血入心而必不治也。

名声按：前一节论攻下是实证，当要察有实证实热。中一节论直中三阴用温经散寒，当要察其真阴真寒。末一节言蓄血证，其人如狂至面黑色灰，当攻其血，其蓄血证当有大便黑、小腹硬、小便清利。

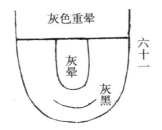

此温病热毒传遍三阴也，热毒传内一次，舌即灰晕一层，毒盛故有重晕，最为极恶之候，急用凉膈解毒合双解，承气下之，一晕尚轻，二晕必重，三晕必死，亦有横干晕二三层者，与此晕病不殊。

名声按：此瘟疫热毒，必胸腹胀满硬痛、神昏谵语、烦渴等候，当用三消饮合承气汤下之后，晕退则愈。

---

① 津：《伤寒舌鉴》作"浑"，义长。
② 泄：原作"邪"，据《伤寒舌鉴》改。
③ 分：原脱，据《伤寒舌鉴》补。

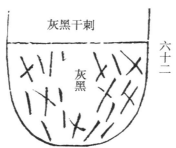

灰黑干刺

灰黑

　　灰黑色中有干刺，而咽干、口燥、喘满，乃邪热结于少阴，宜下之，然必待其传实气盛①者，方可下药，若下之早，令人小便难。

　　以上二舌，六脉微弱，若谆诚②求救，须用附子理中汤主之，十中可救一二。若眼光散漫似猫眼者，不治。

　　名声按：少阳热证，则舌干口燥，热结少阳，宜下之，调胃承气汤，若传里不实，气不盛者，泻心汤，若下早，小便难者，热不结而徒伤阴也。失下有过，下早亦有过，下之法当适于中六脉微弱，阳竭阴枯，附子理中汤为主，或六味回阳饮亦妙。

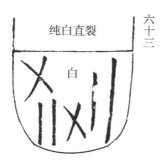

纯白直裂

白

---

　　① 传实气盛：《伤寒舌鉴》作"转矢气"。

　　② 谆诚：忠厚诚笃。

此舌乃伏阳之舌，两尺脉轻按浮而有力，重按与右关脉沉缓而急，其见证者，口渴谵语，此由初病时挟食，医者不消其食，而误用寒凉之药剂，致阳明之火为寒气所伏，故舌有裂文。治法，神气有余者，阴阳汤下之，神气不足者，先提补，之后以阴阳汤下之，若横裂，则肾气将绝，为不治之证，急用大剂附子理阴煎加鹿茸、龟板，十中可救一二。

名声按：此舌神气有余，脉气强实，宜小承气汤加曲、麦、山楂荡积。若神气不足，宜和解加消导。若横裂，则肾气将绝，必六脉无力，两尺空虚，欲脱之证也，乌乎治？此舌厚而腻，瘟疫证常见，当以达原饮加大黄。

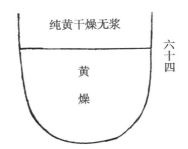

纯黄干燥无浆

黄
燥

六十四

此舌病入阳明，为传里之证，因庚金干燥，邪入大肠，而不能出也，其见证大渴、谵语，其脉两尺右关数紧，治法急以承气汤下之，若体虚者，通幽汤下之，下后而黄苔不退，底渐见白者，通幽汤加附子、大黄主之，服三剂后反恶寒发热脉浮紧，是邪入阴分，急用大剂独阴汤加附子，以汗为度，汗后必泄，舌苔退红，白者生，转黑者死。此舌名直中三阳，主治不合，妄投发表之药，必变为黑干无浆之舌，不治之证矣。

通幽汤方

本方加大黄、麻仁，蜜引，名当归润肠汤，治同。

名声按：此舌乃热极伤津，大便结，脉实，用大承气汤；不结，脉虚，用竹叶石膏汤。若脉实，自利稠黏，谵语烦渴，腹痛拒按者，肠中有积，亦宜下之，小承气汤加荡积之类。

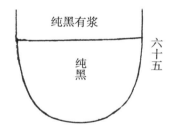

此舌土不能制水，土反受水克，邪入大肠为胃气所凝，寒气结于大肠，阴极无出，故舌黑有浆，其脉右尺与右关俱微弱缓，其见证昏愦不语，不饮水，四肢厥逆，有时潮热，眼红唇焦，鼻息冷，脚底冷，多向里卧，耳聋，此阴极之证，切不可认为少阳证而妄投清凉之剂，误人性命。若喜饮热水，治法用附子理中汤，附子可用至三五钱，若惧用附子，不治。大凡白苔变黑，必以有浆无浆分之，有浆不可服凉药，无浆不可用热药，切切。

名声按：其脉微缓而弱，见证昏愦不语，不饮水，四肢厥逆，属少阴寒证，宜四逆汤。有时潮热，眼红唇焦，是阴盛格阳，虚阳上浮，不可认为实火，观前文鼻息冷、脚底冷及下文"脉弱缓，其所见"等证便知。

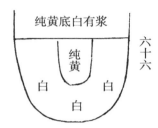

此舌邪入阳明，脾家虚湿，命门火败，邪从中见而化其脉，两尺与右关微缓，其见证恶寒、昏愦、不饮水、潮热、不思食，治法理中汤加附片主之，服四五剂方愈。此舌，直中三阴之舌也，法宜温之，若妄投寒凉之剂，必变为纯黑有浆舌，变为唇黑干燥、舌卷囊缩之证，不治矣。

名声按：此舌若脉浮紧而长，恶寒发热，头痛自汗，乃太阳阳明并病，宜升麻葛根汤加桂枝、防风。若元气素虚，脉浮无力，补中益气汤或升阳益胃汤。

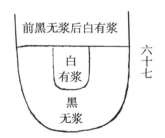

此阴极似阳之舌也，盖传里而阴邪之气盛也，阻遏阳气浮越于外，故其见证眼红、唇焦渴而不喜饮，谵语，鼻息冷，耳聋，好怒，其脉左尺微弱，右关尺迟缓，治法切不可认为阳证，误投清凉之剂，宜先以理阴煎投之，二三

剂舌尖渐退而有浆，急以附子理中汤主之。如退而有浆见红色者，理中汤加黄柏主之；又有退而见黄便秘者，理中汤加枳实、熟军主之。

名声按：此舌阴极似阳，其中分辨手眼，在左尺微弱，右关尺迟缓，耳聋，鼻息冷，渴而不喜饮，此内真寒也。虽有眼红、唇焦、谵语，乃外假热也，故当从温中主治。后一节有退而见黄便秘者，乃从阴中转出阳分也，当清之，调胃承气亦可也，大抵阴病转出阳分为顺，宜清，阳证转入阴分为逆，宜温，此定法也。

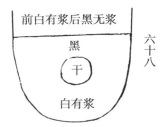

前白有浆后黑无浆

黑
干

六十八

白有浆

此阳极似阴之舌也，盖邪气传里，寒郁为热，而阴气发越于外，其脉左尺浮洪，右尺浮紧，其见证眼青唇青，大渴，发昏谵语，鼻息冷，脚底热，喜饮冷水，恶热，四肢冷，治法急以大承气汤下之，或通幽汤亦可，此舌尖白者，因饮水过多，胃家潮湿而然也，切不可认为阴证而以大热之剂。此证好食厚味食，毒素日结于肠胃间，故邪气入里无出之路，所谓阳入于内、阴出于外也。若投以补剂，必死。阴极似阳，阳极似阴，余经验之，大抵阴极似阳，十有八九，阳极似阴，百中不过一二而已。

名声按：阳极似阴，寒传于内，从阳化热，其分辨在脉，左尺浮洪，右尺浮紧，俱是有力之象，发昏谵语，大渴喜冷，身恶热，脚底热，此内真热也。虽有眼青唇青、鼻息冷、四肢冷，乃外假寒也。况身大热、四肢冷，乃阳厥也，故主治当从攻下。此二舌论脉论证，乃伤寒、热病、温病、瘟疫之关键，学者当细玩之。

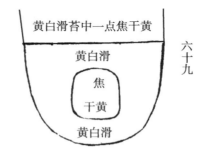

此乃肾气将绝之候，因水火不济之证，有火无水，相火腾越，侵陵君火，其脉左三部渐弱，右三部浮紧，其见证发热恶寒，口燥唇焦，惊战，治法以滋阴为主，大剂理阴煎加麦冬、五味，服二三剂。或八仙长寿丹加鹿茸、龟板，服后苔退者可治，不退者不治。又凡白苔，有浆苔变黄，因误服凉药；无浆变黑者，因误服辛热之剂也。

名声按：此舌中心一点焦干黄，虽属水亏相火腾越，其脉右三部浮紧，证见发热恶寒，其表里之邪未解，虽以救阴为急，亦当佐以和解。如张景岳之大温中饮去温药而加清润，或玉女煎而加柴葛皆可，随机择用也。

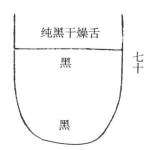

纯黑干燥舌

黑

黑

此舌肾虚至极，是水不乘土也，若气不喘，照前舌治之，如喘，必用犀角地黄汤亦可救，若打呃，则于方内加柿蒂、丁香治之。

名声按：水不乘土无此理，乃水不制火方合此病此药之义。此论主治在滋阴清凉，亦当以脉证参合，审其阴阳，不得一例而论。余治一男子见此舌，附案在黑舌总论后，并载薛立斋黑舌辨，当参看。

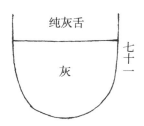

纯灰舌

灰

舌灰色无苔者，直中三阴而夹冷食也，脉必沉细而迟，不渴不烦者，附子理中汤、四逆汤治之，次日，舌变灰中有微黄色者生，如渐渐灰缩干黑者死。

名声按：此舌直中三阴夹冷食，于温中药内当加荡涤，能变黄色是阴转于阳，故生；由灰渐干黑是津枯阴绝，故死。

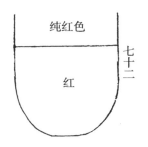

舌见纯红，乃温疫之邪热初蓄于内也，宜败毒散加减，或升麻葛根汤主之。

名声按：瘟疫见此舌色，是初病邪入膜原尚未达外，过一二日即现粉白色或黄心白边，宜达原饮。瘟疫初病，多现粉白苔者，此纯红十中不过一二也。瘟疫形证大义，初病与伤寒太阳证似，其候头疼，脊强，虽恶寒发热，通身骨节烦疼，六脉沉紧，六部中总有一部数燥，初病多在右寸关，久则多在两尺，胸腹胀满，久则变证，当于瘟疫门中求之。

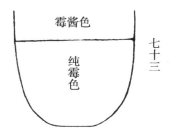

此舌色见霉，乃饮食填塞于胃，复为寒邪郁遏，内热不得外泄，湿气熏蒸，盦①而变此色也，其脉多沉紧，

---

① 盦（ān 安）：覆盖。

其人必烦躁腹痛，五七日下之不通者，死，太阴少阴绝也。

名声按：此舌饮食填塞于胃，为寒邪郁遏内热，当用平胃散开通胃气，继用栀豉汤加干姜以宣郁热，得苔转红则生，否则死。霉，音枚，青黑色。

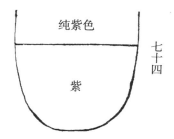

伤寒以葱酒发汗，酒毒入心或酒后伤寒，皆有此舌，宜升麻葛根汤重加石膏、滑石。若心烦懊恼不安，栀子豉汤。不然，必发斑也。

名声按：此舌亦有热邪伏于荣分者，宜当归四逆散，其方乃四逆散加当归。

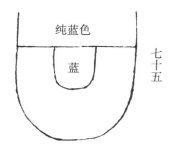

舌见纯蓝色，中土阳气衰微，百不一生之候，切弗用药。

名声按：此舌大是凶候，世亦少见，若是微青色，乃蓄血证之舌也，当审蓄血证之病状。经谓蓄血在上其人忘，蓄血在下其人狂。当于前论蓄血形证中参看。

名声附二舌

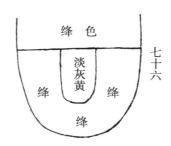

其舌似紫而微淡，略青，舌中灰黄或淡黄或淡白，舌尖、舌边绛色，乃属荣血不足、心脾两虚，凡伤寒、瘟病、杂病皆有之，宜和荣养阴，归脾汤为主，随寒热加减。

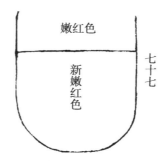

其舌如剥去老皮，现新鲜极嫩红色，此心脾两亏，真气外泄，一现此舌，其病难治，亦有虚劳病。舌中虽有苔而舌尖现此舌者，亦难治。

附古论舌病

舌肿

舌肿硬不和软，由心脾热壅也，名曰木舌。不急治杀人，用百草霜、芒硝、滑石，酒调敷之，或刺破，蒲黄末搽之。

附案：一男子三十余岁，患舌肿，紫黑不能饮食，言语蹇滞，服清凉苦寒药愈剧，又服六味地黄汤亦不效，搽蒲黄末、冰硼散均不应，余诊六脉沉细而缓，右尺微弱，细思脉象乃相火衰微，阴邪泛上，滞塞舌络，非益火之源不能消此阴翳，用桂附八味丸去丹、泽加党参、黑姜、当归、牛膝，二剂而肿消舌活。

重舌

附舌根而重生小舌谓之重舌，乃心脾热盛也，宜刺，去恶血即愈，用青黛、黄连、黄柏、马牙硝、朱砂、雄黄、牛黄、龙脑、硼砂为末，先以薄荷汁拭口中，以末药搽之，咽疮肿亦佳，或蒲黄末搽之亦好。

舌衄

血从舌出谓之舌衄，宜文蛤散、白胶香、五倍子、牡蛎粉为末搽患处。一方用蒲黄炒为末，搽之即止。一方用槐花炒为末搽之。一方赤小豆一升，捣碎和水，取汁服之。一方发煅存性，研二钱，醋二合，调服或搽之。

舌长

舌吐不收，名曰阳强。伤寒热病，舌出寸余不收，用片脑为末，搽上即收，须用五钱方愈。一妇人产子，舌出不能收，周真见之，以朱砂敷其舌，令作产子状，以两女扶掖之，乃于壁外置瓦盆投地作声，闻而舌收矣。

舌短

舌缩不能言，名曰阴强，是厥阴气缩则舌卷而短。厥阴者，肝也，肝绝则舌卷囊缩，用六味地黄汤甘温之药或有可救者。

备用诸方

香苏散

香附　紫苏　广皮去白　甘草

羌活汤

羌活　防风　苍术　细辛　川芎　白芷　生地　黄芩　甘草　生姜葱白引

小柴胡汤

柴胡　黄芩　人参　半夏　甘草　生姜　大枣引

羌防建中汤

黄芪　杭芍　桂枝　川羌　防风　炙草　姜引

柴胡桂枝汤

柴胡　桂枝　人参　黄芩　白芍　生姜　大枣引

理阴汤

熟地　秦归　黑桃　炙草

四逆散

柴胡　枳实　白芍　甘草

独阴汤　熟地一味煎浓，姜汁对服。

解毒汤

黄芩　黄柏　黄连　栀子

五苓散

猪苓　泽泻　茯苓　官桂　白术

黄连附子汤

黄连　附片　大黄　黄芩

白虎汤

石膏　知母　粳米　甘草

肾气汤

熟地　淮药　枣皮　云苓　泽泻　丹皮　桂枝　附子

犀角地黄汤

生地　白芍　丹皮　犀角

大承气汤

大黄　厚朴　枳实　芒硝

生脉散

人参　麦冬　五味

大柴胡汤

柴胡　黄芩　白芍　半夏　枳实　大黄　生姜　大枣引

理中汤

人参　白术炙　干姜　甘草加附子即附子理中汤

枳实理中汤

人参　白术　干姜　甘草　枳实　茯苓

人参白虎汤　即前白虎汤加人参。

黄连汤

黄连　甘草　干姜　桂枝　人参　半夏　大枣

四逆汤

甘草　干姜　附子

凉膈散

连翘　栀子　黄芩　薄荷　大黄　芒硝　大枣　甘草葱白

小青龙汤

麻黄　桂枝　芍药　甘草　五味　干姜　细辛　半夏

六味丸

熟地　淮药　枣皮　丹皮　云苓　泽泻

补中汤

黄芪　白术　陈皮　升麻　柴胡　人参　当归　甘草

人参败毒散

人参　柴胡　前胡　羌活　独活　川芎　枳壳　桔梗　茯苓　甘草

调胃承气汤

大黄　芒硝　甘草

阴阳汤　即承气汤加附子。

泻心汤

黄连　黄芩　山栀　滑石　知母　犀角　甘草　人参　麦冬　茯神　生姜　大枣

茵陈汤

茵陈　栀子　大黄

十四味建中汤

黄芪　人参　白术　茯苓　炙草　半夏　当归　白芍　熟地　川芎　麦冬　苁蓉　附子　上桂　生姜　大枣

十全大补汤

人参　白术　茯苓　甘草　熟地　当归　川芎　白芍
黄芪　肉桂

达原饮

黄芩　白芍　知母　厚朴　槟榔　草果　甘草　生姜
大枣

理阴煎

熟地　当归　干姜　炙草加附、桂即为附桂理阴煎

附桂理中汤　即前理中汤加附、桂。

抵当汤

水蛭　虻虫　大黄　桃仁

大陷胸

大黄　芒硝　甘遂

平胃散

苍术　厚朴　广皮　甘草

附子还阳汤

党参　白术　五味　浙冬　黑姜　炙草　黑附子　姜
枣　老红米

大顺汤

甘草　干姜　杏仁　肉桂

冷香散

附子　草果　橘红　甘草　生姜

黄龙汤

大黄　芒硝　厚朴　枳实　人参　甘草　当归　桔梗
生姜　大枣

备急丸

巴豆霜　大黄　干姜

双解散

防风　麻黄　薄荷　川芎　连翘　当归　白芍　大黄
芒硝　石膏　黄芩　桔梗　甘草　白术　荆芥　山栀
滑石

通幽汤

秦归　生地　熟地　桃仁　红花　升麻　槟榔　甘草

八仙长寿丸　即六味丸加麦冬、五味。

升麻葛根汤

升麻　葛根　芍药　甘草

栀子豉汤

栀子　豆豉

天水散即六一散

滑石　甘草

神圣复气汤

黄柏　黄连　生地酒洗　枳壳　细辛　川芎　蔓荆
羌活　柴胡　藁本　甘草　半夏　升麻　当归　防风　人
参　郁李仁　干姜　熟附片　白葵花　黄芪　草豆蔻
橘红

清离滋坎汤

生地　熟地　天冬　麦冬　当归　白芍　淮山　茯苓
丹皮　枣皮　白术　泽泻　黄柏　知母　甘草

六味回阳饮

人参　熟地　附片　当归　炮姜　甘草炙

三消饮

草果　槟榔　厚朴　白芍　知母　黄芩　甘草　柴胡
羌活　干姜　大黄

玉女煎

生石膏五钱　熟地五钱　麦冬二钱　知母钱五①　牛膝钱五

大温中饮

熟地五钱　白术三钱　当归三钱　人参三钱　炙草钱②
柴胡二钱　麻黄一钱　肉桂一钱　干姜一钱

---

① 钱五：即一钱五分。
② 钱：疑为"钱五"。

升阳益胃汤 即补中益气汤加炒芩、神曲。

炙甘草汤

炙草四两　生姜三两　桂枝三两　麦冬半斤　麻子仁半斤
大枣十二枚　人参二两　阿胶一两　生地一斤

上九味，以清酒七升、水八升先煮八味，取三升去
滓，内阿胶烊消尽，温服一升，日三服，一名复脉汤。

化铁丹

巴豆霜一两　川椒三钱　乌梅十五个　青皮一两　广皮一
两　丁香五钱　广木香五钱

上共为细末，醋糊为丸如麻子大，体强每服三十粒，
弱者减半。

归脾汤

白术　党参　黄芪　当归　茯神　远志　枣仁　木香
龙眼肉　甘草　姜枣引

苏子降气汤

苏子　半夏　前胡　厚朴　橘红　当归　甘草　肉桂
生姜一方无桂有沉香

葶苈子散

葶苈子　白术　茯苓　桑皮　郁李仁

六君子汤

人参　茯苓　白术　陈皮　半夏　甘草　生姜　大枣

百病根源赋

大抵咽喉肿痛，热停于肺；唇口生疮，热伏脾胃。风湿伏于阳经，为肿为痛；热毒蓄于脏腑，为疮为疡。四肢无力，脾经不运；腰膝不伸，肾经虚损。寒伤血营而身痛，热伤气卫而身肿。左胁痛，肝经逆，并火盛而木实；右胁痛，脾经虚，兼食积而痰火。肺感寒邪，鼻气不利；肝伤热毒，目赤心烦。肺热咳嗽而有血，肺寒咳嗽而清淡。诸呕吐逆皆属火，又有虚寒食气郁；诸噎^①噎隔皆因郁，亦有兼痰食与虚。痢疾伤于湿热，赤者血而白者气，冷热不和兼赤白。痢疾由于痰暑，老者虚而少者实。久疟不止冲任虚。心肾虚而精神难振，脾胃弱而饮食不甘。心气不和则血脉不流，脾胃虚弱则水谷不化。小便赤为热，而白为寒；大便滑为寒，而结为热。阳虚则恶寒，阴虚则发热。口眼歪斜，三阳受风；身体肿痛，六腑停热。肾虚而阴痿不举，心热而口肿生疮。风湿流于下焦，为痛为痢；寒邪客于营卫，或热或寒。脾胃热，口臭而味多甜苦；膀胱热，淋沥而色多赤黄。阴虚，盗汗无时；阳微，自汗不止。肝虚好睡，胆冷无眠。四肢受风，肢节疼痛；脾胃虚弱，口吐酸水。喉腥鼻塞，脾胃受于风湿；目暗耳聋，肝肾少乎营血。霍乱，脾胃受寒，饮食停滞；泄泻，

---

① 噎：应为"翻"的俗字。即指胃反。

脾胃虚弱，湿热外伤。失血，皆由阴虚而火上炎；肿胀，多是土败而水不流。小便不通，气虚热闭；大便不通，气实热结。湿热郁蒸而发疸，肾虚火动而遗精。怔忡惊悸，皆因心经血少；呕蛔吐食，无非脾胃虚寒。头眩昏花，实是肝经虚损；手足麻木，本是气虚湿痰。注夏^①，元气不足；伤暑，心经中热。脚气主乎湿热，必须去湿清热为佳；嘈杂不过痰火，亦宜补养为美。毛焦发稿，肝肾失血；虚怯痨瘵，酒色所伤；遗尿失禁，实由膀胱。虚冷心烦口渴，皆因肾竭精枯；疝气专主肝经膀胱湿热，喘急惟由痰火胃肺虚寒。淋闭由于虚热，浊带亦因湿痰。癥瘕痞块，食积痰血所成；腹痛心疼，寒热气逆所致。发瘕瘾疹，多由风火血热；肠风脏积，缘于醉饱交淫。胸中窄狭，瘦火肥痰；三焦消渴，因火消烁。胎前养血安胎，忌用辛热；产后大补气血，禁用寒凉。

病门赋

天以阴阳而判，人以气血而生。阴阳尚不免于乖违，气血岂能逃乎病疾？是以轩岐忧民瘼^②而作《灵》《素》，张刘悯短折而任继开。矧^③夫将主兴亡，医司性命，可不恒心以慎其术？窃以气血本乎营卫，损益各有所当，紊治

---

① 注夏：也作"疰夏"，病名。患者常在夏季出现身倦、体热、食少等症状。

② 瘼（mò 莫）：病，疾苦。

③ 矧（shěn 沈）：况且。

岂能获效？若夫痰饮成于津液，攻补各有所因；五液皆由肾化，燥湿当辨各经。风有伤中之殊，伤轻中重；火有虚实之别，实易虚难。暑则伤气兮，清补收敛皆可用；湿则伤肉兮，汗下渗利俱可为。燥乃烁乎金，润泽为主；寒则伤乎血，发散为先。脾胃岂无不足有余，二端须辨；郁结专主开提升散，五治宜分。嗽有七般兮，肺分虚实；疟有五种兮，气查邪正。霍乱与吐泻兼作，治有两途；泄泻与滞下不同，疗有五法。诸痢由于湿热，推陈致新而行血和气；诸噎由于痰热，养血润燥以降气消痰。有物有声，谓之呕；有物无声，谓之吐。皆由胃热之甚，火气炎上之象也。呕吐之因不一，有寒有热，有虚有实，兼饮食伤胃，须分别也。是知呃逆有虚有实，宜补宜下；懊杂因痰因火，宜降宜清。肿胀以分利为先，当以养金平木；痞满以消导为次，贵于扶胃建脾。积多由于食痰，软也消也；包块主乎瘀血，消之活之。虚损乃劳瘵之萌，须分气血；劳瘵乃虚损之极，要识新久。眩晕皆由于痰火，肝木独升；头痛奚止于风寒，诸因毕见。心痛有二，随寒热而施治；腹痛有五，按虚实而为医。腰痛多起肾虚，有风寒湿三气；胁痛故由肝实，岂无别由。气滞有九，或拂郁①而妄动，可降可升，可顺可流；疝气有七，或外热而内寒，惟温惟发，惟利惟疏。脚气由于毒流，既当消肿升提，亦从

---

① 拂郁：愤闷。拂，通"怫"。

实治；痿弱起于肺热，专于清燥养血，毋作风看。痛风感一邪而发，须分上下；痹病杂三气而成，宜细审看。行此二者，当散风热、祛寒湿而清痰养血也。乃若诸虫由湿热而成，唇青流涎，唇有上狐下惑，麻因气虚而发，木由湿痰死血而成。耳鸣耳聋，肾水虚而肝火旺，平旺滋枯；眼昏眼痛，风热甚而阴血亏，益亏损甚。口舌生疮者，开发而得愈；咽喉肿痛者，非吐越而不痊。齿乃骨余，痛每因于肠胃热；鼻乃肺窍，伤多起自皮毛。痔漏当分其凉补，脱肛专在升提。自汗属少气，盗汗属少血，当益气而补血；阳厥则身热，阴厥则身寒，宜凉热而温寒。颠狂多生于痰盛，宜行痰而降火，狂者，阳病也，颠者，阴病也。皆由重阳重阴；尺寸皆阳谓之重阳，尺寸皆阴谓之重阴①。怔忡专属心血虚，当养血以安神，本非如痴如醉。消渴别三焦，主于养肺降火生血；清浊分二色，当以燥湿清热除痰。遗精有二，属虚属火，而可滋可涩；淋闭有五，分血分气，而或降或升。秘结固非一端，利下在禁；黄疸虽有五种，湿热同归。瘾疹当以解表清热；损伤贵乎顺卫和营。痈疽当辨乎阴阳，阴证宜托，而阳证宜凉；疮疡宜分乎虚实，虚者宜补，实者宜泻。至于妇人之疾，则与男子殊科，经水常欲通调，崩漏专于升举，怀孕则宜凉血，安胎恶阻宜于消痰降气，果落由于枝弱，半产由于体虚，产后当以大补

---

① 尺寸……重阴：原在"狂者……阴病也"之前，据文义下移于此。

气血。盖因百脉动摇，遇有他证，则兼治之可也。及其小儿诸证，称为哑科，既无六欲之干，又乏七情之扰，每有四伤，不过惊疳吐泻，常因二害，无非饱食暖衣。夫痘则当固本，而疹则当散毒，其治迥不同也。且人之一身，肝常实而肺常虚，心宜泻而肾宜补，脾居中土，四脏资生，察其形之壮衰。又当辨其内伤外感，有余则泻子，子实则母实，不足则补母，母虚则子虚。恶寒非寒兮，火极似水；恶热非热兮，阴散阳离。邪气盛则实，正气夺则虚。虚则补母，母则养其子也；实则泻子，子则窃于母焉。如金不能平木，则木寡于畏而易于克土；水不能胜火，则火寡于畏而易于克金。亢则害者，伤其子；承乃制者，救其母。火炎上而作苦，木曲直而作酸，金从革而作辛，水润下而作咸，土配天而无定，爰稼穑而作甘，此皆五行之赋。异性味之天然也，首须察乎天运，次必得乎人情，兼望闻问切之能，具神圣功巧之妙，斯可以为医矣。

上《百病根源》及《病门》二赋，乃昔之精医术者苦心导窾①之作，旧为王熙和先生家藏，因取以附《医法征验录》，刊传以公同好。宝砚斋居士注。

---

① 导窾：即批隙导窾，语出《庄子·养生主》："批大隙，导大窾。"意为抓住关键，解决问题。

校注后记

1. 作者生平考

《医法征验录》作者李文庭，清代医家。本书高廷瑶序：“故友云南沙献如来游粤……云其乡人太和李文庭先生本也。”可知，李文庭是云南太和（今大理）人。李文庭半路从医，得其精要，医术高明，到耄耋之年想要传书于后人，可惜未成。后其乡人沙献如将他的医书抄本赠予好友高廷瑶。作为因病退休官宦的高氏得到此书后，既感慨穷乡僻壤无医之憾，又虑读书之人苦于医书的繁琐深奥而难以入门，今李文庭之医书文简而义赅，乃决心刊行以广其传。但高氏除了留下一篇序文之外，其刊行之愿望亦未实现。直到道光二十九年（1849），高廷瑶之子高以庄（字秀东）又将此书付于医人王名声（王名声，生平不详），王氏在加以补注后付梓刊行，这才得以广行天下。这就是我们现在看到的《医法征验录》。

沙献如，本名沙琛，号雪湖，又号点苍山人，云南大理太和县人，生于乾隆二十四年（1759），卒于道光二年（1822）。沙琛少负异才，长益刻苦自励，二十一岁时中举人，四十二岁时任怀远县令，他所到之处，救灾恤困，定保甲、募义勇、兴学校、勤讲习，从而使百姓得以安居乐业，使顽悍匿声潜迹，受到了百姓的爱戴。沙琛还是一个有才华的诗人，他的诗有些篇章反映了对劳动群众的同情，对剥削制度的不满，其《荒山纪游》诸诗，气奇情迈，绝众离群。

高廷瑶，字青书，又字雪庐，贵阳人。乾隆五十一年（1786）举人。嘉庆七年（1802）选授安徽庐州通判，后调广东肇庆、广州府，署肇罗道。他为官办事认真，判案公正，平反不少冤案，政声颇著。所到之处，吏畏民怀，被誉为"嘉、道间循吏冠"。后破格升广州知府。道光七年（1827），辞官返里，四年后卒。他还著有《宦游纪略》二卷，记录其官皖、桂、粤三省的经历、感受、见闻，是后人研究清代法制和官场文化不可多得的历史资料。

2. 著作与版本流传考证

《医法征验录》成书于嘉庆二十三年之前，但未刊行出版，嘉庆二十三年高廷瑶从沙献如手中得到此书，是想将其刊行以广其传，但现在未见此版本，可能并未出版。道光二十九年王名声从高以庄处得到此书，对其补注，他在凡例言："名声不揣固陋，因论中虚实未甚分晰者，别具按语，附平日经验医案，先书凡例于首。"这是最完整的《医法征验录》，也可能是它的第一次刊行。

《中国中医古籍大辞典》记载："《医法征验录》共二卷，清·李文庭（字太和）撰，王名声（字熙和）补注，成书于清嘉庆二十三年（1818）前，刊于道光二十九年（1849）。现存清道光二十九年刻本、光绪二十年（1894）

高氏刻本。"《中国医籍通考》记载："《医法征验录》李文庭，存，现有版本清光绪二十年甲午（1894）刻本、清宝砚斋居士重刻本、1920年抄录本。"余瀛鳌和傅景华所编《中国古籍珍本提要》记载："《医法征验录》现有主要版本清光绪二十年甲午（1894）刻本。"

根据《中国中医古籍总目》记载，道光二十九年刻本（以下简称道光本）藏于中国医学科学院图书馆（即协和医学院图书馆），光绪二十年刻本（以下简称光绪本）藏于中国中医科学院图书馆、山东大学医学院图书馆、陕西中医药大学图书馆、四川省图书馆、重庆市图书馆和成都市图书馆。

经实地考察对比道光本与光绪本，发现光绪本扉页有"光绪二十年孟夏刻于四川资州官廨"，道光本无，并且也没有道光二十九年刻于何处的字样，可以看出光绪本的版制是摹仿了道光本，只是道光本每页都有红笔加重文号和断点，且在页眉或页脚有毛笔所写的零星标注，共六处，分别为"舌论""有冯氏锦囊一书""君汤不取用归脾汤主之""加砂仁广木香即香砂六君子汤""癥"以及将"疟痢"改为"疟疾"，这些均为后人读书时所添，不是原刻本内容。

3. 王名声补注考证

王名声是在张登、李文庭说明的基础上另加了按语，有的附有其平日经验医案，在七十五舌的基础上又附录二舌，即绛色舌和嫩红色舌，又附重舌、木舌、舌衄、舌长、舌短，并补论药方以备参考。王氏的补注使得三人的学术思想、从医经验得以汇通，才有完整而生动的《医法征验录》舌诊内容。

王氏的补注原则是："舌论中所载脉状形证，并表里寒热虚实，其中有未明显者析之，未详备者补之，均依伤寒治法。"王氏的补注有时具有强烈的批判色彩。又如，白苔舌"白苔边黄"舌，张登认为"舌中见白苔，外有微黄者，必作泄，宜用解毒汤，恶寒者，五苓散主之"，李文庭也认同"此舌两尺洪疾，左右寸关四脉浮，照主治最妥"，而王名声则认为"此舌中白外微黄，必作泄，夫白为寒，外微黄则热为未甚，泄为内不实，岂宜用解毒汤苦寒之剂？又云恶寒者，五苓散主之，夫恶寒为表邪未罢，岂宜用五苓利内热之剂？此必传写错误。据愚意，中白边微黄，必作泄，乃寒热兼半，脾虚作泄，当以理中汤合小柴胡汤主之，如恶寒，当以桂枝汤加黄芩主之，后一论两尺洪疾，左右寸关四脉浮，此表里皆病，实则大柴胡汤，虚则小柴胡合理阴汤"。从虚实的角度观舌苔，王名声的注解也十分精彩。

4. 著作主要内容与学术成就

《医法征验录》是一本专论脉、舌诊法的著作，作者为清代医家李文庭，后由清代王名声补注，其舌诊内容与元代《敖氏伤寒金镜录》和清初张登所著《伤寒舌鉴》一脉相承，每幅图后的论述既有《伤寒舌鉴》的内容，又有李文庭、王名声的补充，具有鲜明的特色，具体可从察舌色、观舌苔、看润枯三方面概括其舌诊内容。

（1）察舌色以辨寒热

舌诊，又称望舌，是中医诊断疾病的特色之一，根据现有的文献考查，最早的舌诊记录是扁鹊留下的，而《黄帝内经》是舌诊的基础。第一部舌诊专著是元代的《敖氏伤寒金镜录》，该书以广义伤寒立论，补仲景《伤寒论》之未逮、河间火热学说之缺憾，从整体观点出发，脉、症相合研究舌苔，共载 36 种舌苔，可分为白、黄、黑三色（白苔 11 种、黄苔 14 种、黑苔 17 种）；舌质有红舌 12 种，其他还有红星、黑点、舌裂、舌纹、舌隔瓣。其中热证舌苔 33 种，寒证舌苔 2 种，无苔不分寒热 1 种。《医法征验录》不仅继承了《敖氏伤寒金镜录》的理论，还与《伤寒舌鉴》有着密不可分的关系。

《伤寒舌鉴》是清代医家张登（诞先）所著，初稿刊于公元 1668 年，内容包括白苔舌、黄苔舌、黑苔舌、灰色舌、红色舌、紫色舌、霉酱色苔舌、蓝色苔舌 8 种及妊娠伤寒舌，每种舌均有总论，以分析形成该类舌象的病因、病机，共成 120 幅舌苔图，其中白苔舌 29 图，黄苔舌 17 图，黑苔舌 14 图，灰色舌 11 图，红色舌 26 图，紫色舌

12 图，霉酱色苔舌 3 图，蓝色苔舌 2 图，妊娠伤寒舌 6 图。该书首次分出苔、质以及前人所未经历之经验，是张登用功甚勤之作。

《医法征验录》的舌诊，首重察舌色。舌色是指舌质的颜色，一般可分淡白、淡红、红、绛、紫、蓝、青诸种。舌色对于寒热辨证十分关键，"舌见纯红，乃温疫之邪热初蓄于内也"；"舌灰色无苔者，直中三阴而夹冷食也"；纯紫色，则因"伤寒以葱酒发汗，酒毒入心或酒后伤寒，皆有此舌"；"舌见纯蓝色，中土阳气衰微，百不一生之候"；绛舌，"其舌似紫而微淡，略青，舌中灰黄或淡黄或淡白，舌尖、舌边绛色，乃属荣血不足、心脾两虚"。

为了把舌质与舌苔颜色区别，书中把观察掩盖于舌苔下的舌质颜色称为"视其舌底之红白"，有时须要"洗去舌苔"才能观察清楚。例如论述"白苔根黑"舌时说："舌苔白根黑，火被水来克，虽用下药，亦难见效。此舌看其脉有力，庶可治，无力不可治。须小心照前舌法，审其尺脉，看苔上有浆无浆，洗之而舌底是红是白，分其阴阳，方可用药。如洗后舌红，属阳无疑"。论述"白苔根黄"舌时则说："尖白根黄，不可用承气汤"。这里的"尖白"说明未被舌苔遮住的舌尖部舌质不红，故虽有黄苔，也不能当作热证，更不能当作阳明腑实而误下！

（2）观舌苔以知虚实

《医法征验录》77 幅舌诊图中论述最多是舌苔。其中白苔29图，黄苔14图，黑苔、灰苔、红苔、紫苔、霉酱苔及蓝苔20图。作者认为白苔是伤寒邪在皮毛，属太阳经病证；黄苔是里证，直至阳明腑实，方有此证；黑苔最为危候，可是伤寒邪热传里之候，也可是瘟疫传变。

《医法征验录》的特点是李文庭继承和发展了张登《伤寒舌鉴》的观点，王名声又对李氏的内容做了批注，我们从中读到的这些意见相左的争议，犹有学术价值。

例如黄苔舌之"纯黄微干舌"，《伤寒舌鉴》说："舌见黄苔，胃热之极，土色见于舌端也，急宜调胃承气下之，迟则恐变黑，为恶候。"李文庭在张登所述的基础上，又增补了脉、证、方、药的说明以及传变、预后的补充。他认为："此舌有关尺俱紧，用调胃承气下之，下后关尺平静则用理中汤，倘下后仍不平静，再用一二剂亦可。若舌上有浆，以承气汤加附子一二钱，此为阴阳汤，既用大黄，如何又用附子？盖舌黄为食重，不得不用大黄也，舌上有浆是带阴二三分，独用大黄以理之则不能下，故加附子以温之。"这里把黄苔中的"微干"二字阐述得十分透彻了。

（3）看润枯以测津液

温热病患者之阴津虚亏与否，对于预后十分关键，即所谓"存一分津液，便有一分生机"。看舌之润枯测度体内津液盈亏和输布情况，这也是李文庭舌诊的贡献。李氏辨舌苔不仅看苔质、苔色，还看"有浆无浆"，他所原创的舌图中有一半是以有浆无浆辨别的。例如黑苔舌之"纯黑有浆"舌，他提出"大凡白苔变黑，必以有浆无浆分之，有浆不可服凉药，无浆不可用热药"；黑苔舌之"纯黄底白有浆"舌，他继续说明"此舌，直中三阴之舌也，法宜温之，若妄投寒凉之剂，必变为纯黑有浆舌，变为唇黑干燥、舌卷囊缩之证，不治矣"；黑苔舌之"前黑无浆后白有浆"舌，他认为"此阴极似阳之舌也，盖传里而阴邪之气盛也，阻遏阳气浮越于外，故其见证眼红，唇焦渴而不喜饮，谵语，鼻息冷，耳聋，好怒，其脉左尺微弱，右关尺迟缓，治法切不可认为阳证，误投清凉之剂，宜先以理阴煎投之，二三剂舌尖渐退而有浆，急以附子理中汤主之，如退而有浆见红色者，理中汤加黄柏主之，又有退而见黄便秘者，理中汤加枳实、熟军主之"。

王名声虽有批判，但大体还是继承了张、李的辨证思路，他所提出的细小差异，也更加充分地体现了其为医之严谨、功力之深厚。例如，白苔舌之"白苔黄心"舌，张、李的说明是"此太阳经初传阳明腑舌也，若微黄而润，宜再汗，待苔燥里证具，则下之，若烦躁呕吐，大柴胡汤加减，亦有淡黄水沫稀粪者，大承气汤下之。此舌六脉俱浮洪而右关独紧，先生用柴胡大承气汤，在今觉其过烈，余每用理中汤加枳实、神曲，服至一二服，稳妥再加麻仁、桃仁亦可，如年老用六味加麻仁、桃仁、秦归、苁蓉治之"，他的补注是"本文亦有淡黄水沫稀粪者，大承气汤下之，其候要有谵语、烦渴、饮冷、转矢气者，肠中有燥粪可下之，若无谵语烦渴，不转矢气，必无燥粪，不当下也。六脉浮洪要有力，虽有表证而里证已实，柴胡承气方可，若用理中汤加枳曲，要浮洪无力，内无热证方可。如大便血虚不润而闭，方加麻仁、桃仁，年老用六味加桃仁等味，亦因肠枯燥结而设。"

总 书 目

伤寒论直解　　　　　　　脉义简摩

伤寒论类方　　　　　　　脉诀汇辨

伤寒论特解　　　　　　　脉学辑要

伤寒论集注（徐赤）　　　脉经直指

伤寒论集注（熊寿诚）　　脉理正义

伤寒微旨论　　　　　　　脉理存真

伤寒溯源集　　　　　　　脉理宗经

伤寒启蒙集稿　　　　　　脉镜须知

伤寒尚论辨似　　　　　　察病指南

伤寒兼证析义　　　　　　四诊脉鉴大全

张卿子伤寒论　　　　　　删注脉诀规正

金匮要略正义　　　　　　图注脉诀辨真

金匮要略直解　　　　　　脉诀刊误集解

高注金匮要略　　　　　　重订诊家直诀

伤寒论大方图解　　　　　人元脉影归指图说

伤寒论辨证广注　　　　　脉诀指掌病式图说

伤寒活人指掌图　　　　　脉学注释汇参证治

张仲景金匮要略　　　　　紫虚崔真人脉诀秘旨

伤寒六书纂要辨疑

伤寒六经辨证治法　　　　**针灸推拿**

伤寒类书活人总括　　　　针灸全生

订正仲景伤寒论释义　　　针灸逢源

伤寒活人指掌补注辨疑　　备急灸法

　　　　诊　　法　　　　神灸经纶

脉微　　　　　　　　　　推拿广意

玉函经　　　　　　　　　传悟灵济录

外诊法　　　　　　　　　小儿推拿秘诀

舌鉴辨正　　　　　　　　太乙神针心法

医学辑要　　　　　　　　针灸素难要旨

　　　　　　　　　　　　杨敬斋针灸全书

本　草

鼎刻京板太医院校正分类青囊药性赋

方　书

医便

卫生编

袖珍方

内外验方

仁术便览

古方汇精

圣济总录

众妙仙方

李氏医鉴

医方丛话

医方约说

医方便览

乾坤生意

悬袖便方

救急易方

程氏释方

集古良方

摄生总论

辨症良方

卫生家宝方

寿世简便集

医方大成论

医方考绳愆

鸡峰普济方

饲鹤亭集方

临证经验方

思济堂方书

济世碎金方

揣摩有得集

呕斋急应奇方

乾坤生意秘韫

简易普济良方

名方类证医书大全

南北经验医方大成

新刊京本活人心法

临证综合

医级

医悟

丹台玉案

玉机辨症

古今医诗

本草权度

弄丸心法

医林绳墨

医学碎金

医学粹精

医宗备要

医宗宝镜

医宗撮精

医经小学

医垒元戎

医家四要

证治要义

松厓医径

济众新编

扁鹊心书